AF300338

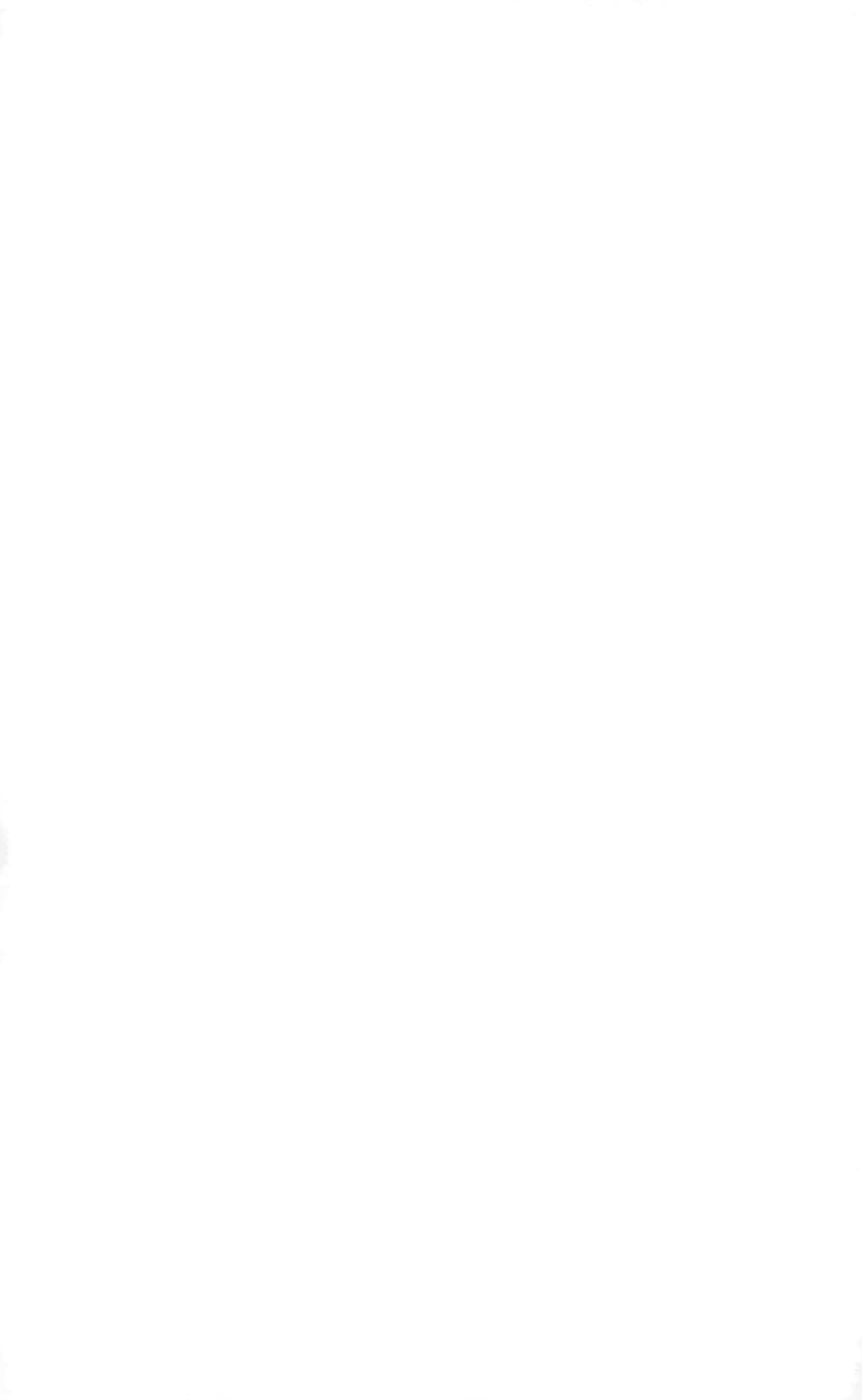

EXPOSITION

D'UN CAS REMARQUABLE

DE MALADIE CANCÉREUSE,

AVEC OBLITÉRATION DE L'AORTE,

ET

Réflexions en Réponses aux Explications données à ce
sujet par M. Broussais;

Par M. A. VELPEAU, D. M. P.

Guérissons d'abord, nous expliquerons
ensuite si nous pouvons.

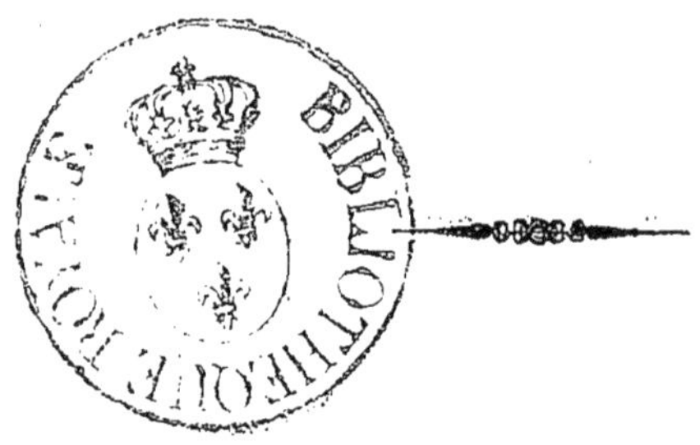

PARIS,

CHEZ BÉCHET JEUNE,

LIBRAIRE DE L'ACADÉMIE ROYALE DE MÉDECINE,

PLACE DE L'ÉCOLE-DE-MÉDECINE, N°. 4.

1825.

EXPOSITION

DE MALADIE CANCÉREUSE,

AVEC OBLITÉRATION DE L'AORTE.

LA médecine restée, pour ainsi dire, indiffé-
rente au milieu des révolutions qui se sont
opérées depuis un siècle, en physique, en chi-
mie, en botanique et dans l'histoire naturelle,
vient enfin de céder à l'impulsion générale;
elle a senti que ses bases les plus solides devaient être appuyées sur l'anatomie pathologique, et que l'autorité des grands noms ne
devait pas l'obliger à recevoir les faits sans un
examen mûrement réfléchi. Cet heureux changement, on peut le dire sans craindre d'être
démenti, appartient presque tout entier à la
France, et nous devons nous en glorifier. On
a déjà détruit beaucoup de fantômes, et l'on
commence à s'apercevoir que l'édifice médi-
cal est loin encore de sa perfection; on sent

même qu'il a besoin d'être repris dès le principe, et que nous ne possédons que des matériaux qui pourront entrer comme élément dans
sa construction, mais dont, jusqu'à présent, le
lien propre à les unir manque à la science.
Cette dernière assertion est une vérité qu'il est
important de ne pas oublier, car, s'il est utile
d'avoir la conviction de ce qu'on sait, il ne l'est
pas moins de savoir qu'on ignore. Tant de fois,
en médecine, on s'est payé d'un mot pour
rendre ce que les médecins ne connaissaient
pas, qu'il est permis d'être sévère envers les
opinions de ceux qui renversent les hypothèses
pour les remplacer par d'autres. On ne peut,
surtout, être trop en garde contre soi-même
lors de l'apparition d'une doctrine brillante et
simple, attendu qu'il arrive trop souvent qu'à
l'aide de grandes vérités les systématiques font
adopter de grossières et dangereuses erreurs.
Quand M. Broussais publia ses idées, il eût
mieux valu, sans doute, attendre, examiner
et se taire avant de les combattre ; c'est ce qui
serait arrivé, nous aimons à le croire, s'il ne
s'était pas mêlé tant de personnalités aux dis-
cussions qui se sont élevées alors. Mais maintenant que dix années ont permis d'apprécier
en partie les résultats d'une pareille manière
de voir, maintenant qu'il est incontestable que

cette doctrine constituera une belle époque dans l'histoire; maintenant, enfin, que l'observation clinique et les recherches cadavériques ont pu faire goûter aux médecins la douceur de ses succès et redouter l'amertume de ses revers, il est temps d'entrer dans la discussion des faits. Mais ces faits, il faudrait qu'ils fussent vus sans prévention, ou au moins qu'on les recueillît avec la plus minutieuse attention et la plus grande exactitude, et que les symptômes de la maladie, de même que les altérations pathologiques, fussent soumis à l'examen d'un bon nombre de personnes d'opinions diverses. Sans cela l'authenticité pourra souvent en être contestée, par la raison que malgré toute la bonne foi possible et la meilleure volonté du monde, il peut arriver qu'on se laisse éblouir par des idées préconçues. Ce sont ces conditions que nous nous sommes efforcé d'appliquer aux observations que nous livrerons successivement au public : en cela nous nous sommes toujours aidé des avis et des conseils de M. le professeur Bougon, sous les yeux duquel ces faits ont été recueillis. On aura quelque droit, peut-être, de nous reprocher parfois des détails inutiles, par exemple dans l'exposition du fait suivant; mais nous prions de remarquer que quand ces détails se rencon-.

treront, ce sera ordinairement à l'occasion de cas dans lesquels il est indispensable qu'aucune circonstance ne soit omise, afin que sachant ce qui était et ce qui n'était pas, chacun puisse juger le point de doctrine que nous combattons ou celui que nous défendons.

Nous pensons que l'observation, objet du présent mémoire, est une des plus intéressantes qu'on puisse rapporter pour prouver 1°. l'altération des fluides dans les maladies; 2°. la possibilité d'oblitérer l'aorte sans entraîner la mort des membres inférieurs; 3°. la diathèse ou disposition générale connue sous le nom de cancéreuse; 4°. enfin l'origine des cancers autrement que par cause inflammatoire. Les réflexions auxquelles nous nous livrerons devront particulièrement être envisagées sous ce dernier point de vue, les trois autres devant être discutés à part.

OBSERVATION.

Cancers dans presque toutes les parties du corps. — Oblitération de l'aorte, etc. — Aucune trace de phlegmasie.

Cabaret, âgée de 36 ans (marchande), d'une bonne constitution, bien musclée, bien colorée, de stature ordinaire, étant plutôt maigre que grasse, active et d'un caractère assez irascible, avait toujours joui d'une parfaite santé;

cette femme avait toujours été bien réglée, lorsqu'il y a six ans il lui survint au-devant de la partie inférieure de l'avant-bras droit une tumeur mobile et non douloureuse; les causes qui ont pu produire cette tumeur ont toujours été ignorées de la malade : elle affirmait n'avoir jamais été blessée dans ce point. Cette tumeur, d'abord du volume d'une noisette, acquit lentement celui d'un œuf ordinaire; alors elle devint le siége d'élancemens assez vifs. On mit en usage différens moyens, conseillés par diverses personnes; mais il n'en résulta aucun avantage; la tumeur fut enlevée par M. Dupuytren en 1821, et la cicatrice fut promptement obtenue; mais la tumeur reparut bientôt, et cette femme vint à l'hôpital Saint-Côme, où elle fut opérée par M. Dubois il y a deux ans. Je tiens de M. Jordonnet, alors élève dans cette maison, que la maladie était un cancer de nature cérébriforme : la cicatrisation parut d'abord marcher promptement; mais il survint des végétations, et la pâte arsenicale fut employée : quelques mois après la guérison était complète, et la malade sortit de l'hôpital; elle reprit ses occupations ordinaires, et se trouvait aussi robuste et aussi active qu'avant l'opération; depuis elle a toujours joui de la plus florissante santé, jusqu'au mois de juillet 1824, et ceci a été affirmé non-seulement par la malade, qu'on a questionnée de toutes les manières possibles afin de connaître la pure vérité, mais encore par ses parens et ses connaissances. A cette époque elle ressentit quelques nouveaux élancemens dans l'avant-bras, un peu au-dessus de son ancienne cicatrice; bientôt après elle remarqua qu'il lui survenait de temps en temps de petites quintes de toux avec constriction dans la poitrine, et sans ex-pectoration; elle crut alors être enrhumée, elle rechercha les causes de ce rhume et ne put en trouver aucune : elle ne l'avait jamais été, elle vivait très-sobrement et ne commettait jamais d'excès; ce prétendu rhume, d'ailleurs, ne res-semblait point à celui des autres personnes aux-quelles elle en parlait, elle ne crachait point, ne sentait rien dans le nez ni dans le gosier; il y avait des jours où elle ne toussait pres-que pas, et d'autres où elle toussait beaucoup : sa respiration était moins libre, sa poitrine était de temps en temps comme resserrée, mais il n'y avait pas de douleurs déterminées. Ces divers accidens ne furent pas regardés par elle comme une maladie, ses règles continuèrent de couler, et elle ne fit aucun remède; elle se contenta de diminuer la quantité de ses ali-mens. Au mois d'octobre, le mal avait fait des

progrès, la toux était plus fréquente , la respiration plus courte , il vint des accès d'étouffement , l'appétit diminua et le sommeil se perdit.
Elle fut trouver les Sœurs de Charité, qui lui
firent avoir des tisanes pectorales , du sirop de
gomme , et ses souffrances augmentèrent : on
donna divers calmans à cause de l'insomnie ;
l'extrait d'opium , les pilules de cinoglosse , le
sirop diacode , le laudanum , furent successivement administrés sans apporter le moindre
soulagement. A la fin de novembre, elle prit
quelques pilules dans lesquelles il entrait du
safran ; c'est à partir de ce moment que les
accidens ont surtout pris beaucoup d'intensité.
La malade, qui leur reproche une grande partie
de ses maux , fut alors obligée de s'aliter ; elle
devint très-impatiente , et ne se nourrit plus
que de soupe et de bouillon : elle fut amenée
le 9 décembre à Saint-Côme , par les religieuses
qui l'avaient soignée , d'après les avis du médecin de leur bureau. La figure , quoiqu'indi-
quant la douleur , était naturelle cependant
et bien colorée ainsi que les lèvres ; les yeux
avaient tout leur brillant, l'embonpoint avait
peu changé, la langue était pâle et humide ,
il n'y avait pas d'appétence pour les alimens ,
et peu de soif ; le pouls était lent , régulier et
souple ; les Sœurs et la malade assurèrent qu'elle

n'avait jamais eu de fièvre : la respiration était lente, courte, laborieuse; dès que deux ou trois paroles étaient proférées, de suite la toux arrivait; on voyait les muscles inspirateurs faire de grands efforts pour dilater le thorax : la percussion montra une grande résonnance dans la poitrine, et l'on s'assura par le cylindre que l'air entrait librement dans les poumons et qu'il n'y avait point d'hépatisation; les symptômes dus à l'affection de la poitrine firent oublier les douleurs de l'avant-bras, et cette femme dit qu'elle n'en souffrait pas : on y sentait une grosseur fixe; mais la peau et les autres tissus n'étaient pas visiblement altérés. D'après ces renseignemens, M. le professeur Bougon pensa qu'il y avait des cancers dans les poumons et pronostiqua en conséquence. On coucha cette malade au n°. 3 de la salle Sainte-Elisabeth; le soir et la nuit elle fut continuellement tourmentée par une petite toux sèche; elle ne put reposer, ne savait comment se coucher : qu'elle s'élevât la tête, qu'elle se tînt sur le dos ou sur les côtés, dans aucune position elle ne pouvait trouver de soulagement. Au bout de quelques jours, elle ne voulut plus prendre que du lait; tous les soirs l'étouffement augmentait ainsi que la toux. L'introduction de l'air se fait dans l'éponge pulmonaire; mais il semble qu'elle est rendue très-difficile par quelque chose qui comprime les canaux aérifères ; de là le resserrement de poitrine et les angoisses ; un sentiment de gêne, de pression, de suffocation, se fait ressentir profondément dans la cavité pectorale ; le pouls reste calme, la teinte de la peau ne change pas. Il n'y a de selles que quand on en sollicite par des lavemens ; le ventre est souple et non sensible, il n'y a jamais eu de douleurs plus prononcées dans un point que dans l'autre. Le même état s'est maintenu jusqu'au 1er. janvier 1825, seulement les souffrances sont devenues de plus en plus vives, et la malade a fini par refuser toute espèce de médicamens, excepté le sirop de gomme et la tisane de guimauve miellée ; elle ne prenait plus que quelques cuillerées de bouillon, et un peu de lait, dont elle fut aussi bientôt dégoûtée ; la langue n'avait pas changé ; alors il se manifesta une douleur très-vive, de manière à faire jeter des cris aigus, dans le membre inférieur gauche. Cette douleur siégeait particulièrement à la partie interne de la cuisse et dans toute la jambe ; les mouvemens de cette partie furent de suite presqu'impossibles, et la sensibilité fut anéantie partout, excepté en-dehors, depuis la hanche jusqu'au genou. Pendant ces douleurs la poitrine parut libre et débarrassée ; le 2 janvier les douleurs du membre avaient disparu, la sensibilité était revenue, mais le mouvement était presqu'impossible ; dans la soirée ses souffrances augmentèrent fortement dans la poitrine, une sueur générale et très-abondante se manifesta ; la nuit fut très-agitée. Le 4, les mêmes accidens reparaissent dans les membres, mais avec moins de violence ; cette fois les douleurs y persistent et il commence à se gonfler, d'abord au pied, puis de proche en proche jusqu'au genou : on fait frotter avec un liniment anodin ; la sensibilité s'y perd peu à peu ainsi que la faculté de se mouvoir. Toutes les fois que les douleurs ont été un peu vives dans le membre, elles ont diminué d'autant dans le thorax. Le 10, des souffrances plus fortes que jamais ont eu lieu de nouveau dans la cuisse et la jambe gauche ; elles ont persisté toute la journée à ce degré. Le gonflement était encore peu considérable, et ne dépassait pas le genou ; la peau a commencé à rougir assez régulièrement au pied et jusqu'au-dessus des malléoles : cette rougeur paraissait venir du centre à la circonférence du membre, elle paraissait être de même nature que celle qui a lieu à la face des sujets affectés d'anévrysme ; cependant il y avait tension et rénitence ; un travail inflammatoire semblait en être la cause : elle était plus foncée sur le pied, et venait mourir sur la jambe, en se fondant dans la couleur naturelle de la peau. Un large vésicatoire fut placé sur le mollet gauche, dans l'intention de fixer la douleur. Il convient peut-être aussi de noter qu'il en avait été mis plusieurs depuis un mois, successivement, aux deux bras, puis à l'épigastre et sur la poitrine, et que toujours ils ont paru exaspérer les angoisses ; mais on les accordait plutôt aux désirs de la malade, qui était dans un tourment continuel, qu'à la confiance qu'on avait dans ce moyen. Le 11, les douleurs ne sont plus ressenties ; la peau est toujours peu altérée, le pouls est presqu'insensible, les membres pelviens semblent paralysés. La parole était déjà très-faible la veille au soir ; alors elle n'est plus entendue, la respiration s'arrête peu à peu, l'agonie dure jusqu'à midi, heure à laquelle la malade meurt. Dès le matin avant six heures le membre avait paru presque noir et fortement gonflé, cet état persista jusqu'à la mort.

Nécropsie, trente heures après la mort, sous la direction de M. le professeur Bougon, en présence de M. le docteur Harisson, et des élèves qui suivent la clinique à l'hôpital Saint-Côme.

État extérieur du cadavre. En général, il ne présente rien de remarquable : il y a encore un certain embonpoint ; le membre abdominal droit est légèrement infiltré, le gauche a le double de son volume naturel, la peau en est d'un rouge livide. Cette teinte est régulière, et d'autant plus foncée qu'elle se rapproche davantage du pied. Entre l'ombilic et le sommet de l'avant-dernière côte, on trouve sous la peau un corps ovale, légèrement aplati, du volume d'un œuf de poule environ ; ce corps est dur, élastique et comme fibreux ; sa coupe est blanche et homogène, sa densité est la même au centre qu'à la circonférence ; la couche de tissu cellulaire graisseux qui l'enveloppe est souple, d'un blanc jaune, et ne diffère aucunement, par aucun de ses caractères (et c'est avec la plus minutieuse attention qu'on les a comparés), de la membrane graisseuse qui sépare la peau du ventre de ses muscles : ce tubercule a tous les attributs du tissu squirrheux ; il n'a point de pédicule ni de kyste, et il est aussi facile de l'enlever de la loge qu'il s'est faite, que d'ôter une pierre arrondie de l'intérieur d'une éponge ; nulle part aux environs il n'y a de tissu malade. A l'avant-bras, un demi-pouce au-dessus de la cicatrice, résultat de l'opération pratiquée il y a deux ans, cicatrice adhérente au radius, et d'ailleurs de même nature que la peau, mais seulement plus consistante, il y avait une tumeur de même nature que la précédente, c'est-à-dire un squirrhe, qui faisait corps avec l'os ; ce squirrhe était arrondi, du diamètre d'une pièce de trois livres, et n'ayant que quatre lignes d'épaisseur dans son centre, et un peu moins à sa circonférence. Les muscles, les tendons, les nerfs, les vaisseaux, le tissu cellulaire, les aponévroses qui l'entouraient, même les couches immédiatement appliquées sur lui, étaient dans l'état le plus sain. Les ganglions et les lymphatiques ont été examinés au coude, le long des vaisseaux sanguins, au bras et dans l'aisselle ; tous étaient de volume naturel, aucun n'était suppuré ni altéré d'une manière quelconque. Il n'y avait pas d'autre lésion sous la peau dans aucun point du corps.

Thorax. Tous les organes ont leur couleur naturelle ; il n'y a pas du tout de sérosité dans les plèvres ni dans le péricarde. Le poumon gauche est parfaitement libre d'adhérence ; le droit présente deux brides celluleuses très-anciennes, selon toute apparence, dont l'une peu épaisse, de deux pouces de long, l'unit au milieu de la paroi correspondante de la poitrine ; l'autre, plus large et moins longue, se trouve au sommet de l'organe. En dehors et un peu plus bas que cette bride, on voit cinq rainures peu profondes qui se rendent en rayonnant sur un centre. Ces rainures semblent dépendre d'une traction opérée par les tumeurs qui remplissent l'organe. En pressant les poumons avec les doigts, le parenchyme de l'organe respiratoire paraît avoir sa crépitance, son élasticité, sa souplesse naturelles ; on y sent une innombrable quantité de corps durs, en général arrondis, de volume varié, mais ne s'élevant pas au-dessus de celui d'un petit œuf de poule. Du côté gauche, ces corps sont plus nombreux et plus gros, d'abord dans le point de réunion des deux lobes, ensuite dans le lobe supérieur, enfin dans la partie postérieure et dans la moitié supérieure de l'inférieur. L'autre portion de ce dernier lobe, c'est à-dire celle qui se prolonge entre le diaphragme et le thorax, en contenait beaucoup moins. Les poumons ont été enlevés de la poitrine avec la trachée-artère pour les mieux examiner. Alors les canaux aérifères, jusques dans leurs dernières ramifications, se sont montrés remplis d'une assez grande quantité de mucus écumeux, légèrement coloré. Leur membrane interne était pâle ou très-légèrement rosée ; en aucun point elle n'était épaissie, ni ulcérée, ni altérée d'une manière appréciable. Les artères et les veines, poursuivies aussi jusques dans leurs dernières ramifications, étaient remplies d'un sang fluide et noirâtre, il n'y avait point de caillots, et la

couleur noire était aussi foncée dans les artères
que dans les veines. Aucun de ces vaisseaux n'a
pu être suivi dans les tumeurs autour desquelles
ils passaient. Leur surface interne était blanche,
ou si peu colorée, que personne n'a douté
qu'elle fût dans l'état naturel. Du côté droit, les
cancers sont également nombreux dans tous les
points de l'organe, lequel en renferme encore
davantage que le précédent; quelques-uns font
saillie à la surface, où ils semblent s'être glissés
entre le parenchyme et la plèvre : il en est même
qui n'y tiennent que par un pédicule, et la
membrane qui les enveloppe est aussi saine,
aussi transparente que partout ailleurs. Tous les
autres sont dans le tissu propre du poumon; le
plus grand nombre sont arrondis, d'un volume
variable depuis celui d'une tête d'épingle jusqu'à celui d'une petite noix. En général, il est
possible de les enlever du lieu qu'ils occupent,
comme on enlève un noyau de pêche de sa
chair, et leur périphérie alors est lisse et blanche ou jaunâtre; on n'y voit la terminaison
d'aucun vaisseau, d'aucune bronche, enfin
d'aucun corps solide quelconque qui pût leur
servir de pédicule. L'un d'eux chassé de sa
loge en pressant le tissu par derrière, ressem-
blait d'une manière frappante, et pour la
couleur, et pour la forme, et pour le volume,

à la vessie natatoire des poissons. Que ces corps
fussent ainsi arrondis, presque libres dans l'é-
ponge pulmonaire, ou bien qu'anguleux ils
fussent unis plus ou moins intimement avec ce
tissu par leur circonférence; le tissu cellulaire
et les autres élémens organiques qui les enve-
loppaient, qui les touchaient immédiatement,
ne présentaient aucune trace de lésion. Il n'y
avait pas une couche endurcie ni hépatisée, il
n'y avait pas même une couche qui fût engouée
par aucun liquide : on peut même contester
qu'une seule lamelle fût plus colorée que dans
l'état naturel.

Dans tous les points, le parenchyme était
souple, crépitant, élastique, d'un gris-jaune,
légèrement rosé. On avait d'ailleurs, pour point
de comparaison, un petit lobule du poumon
gauche qui était dans l'état le plus sain, qu'on
aurait pu prendre au premier aspect pour le
poumon rosé d'un enfant de deux ans qui res-
pirerait parfaitement bien, et qui serait mort
d'hémorrhagie; ce lobule, dis-je, a toujours servi
de point de départ pour juger les autres, et on
peut affirmer qu'il n'y avait pas la moindre
différence entre eux. Enfin on ne peut donner
une idée plus exacte de l'état des choses, qu'en
se figurant une grosse éponge pleine de petits
corps arrondis et durs, irrégulièrement éparpil-

lés dans toute son étendue. La nature de ces productions était diverse : les unes, en effet, étaient
dures et très-élastiques, leur coupe leur per-
mettait de se gonfler un peu sur les faces de la
division, à la manière des fibro-cartilages inter-
vertébraux ; elle laissait paraître une couleur
blanche un peu jaunâtre, et une apparence
fibreuse ou homogène, de couleur légèrement
bleuâtre ; quelques lames qu'on en séparait,
offraient la transparence des squirrhes, dont
elles avaient d'ailleurs tous les autres caractères ;
la substance de ces tumeurs était la même au
centre qu'à la circonférence, et ne présentait
aucun point dissemblable ; en un mot, elles
avaient tous les caractères des squirrhes, ou
peut-être de la matière encéphaloïde très-dure
et crue. Les autres, et c'était le plus grand
nombre, étaient un peu moins dures et surtout
moins homogènes. On trouvait çà et là, dans
quelques-unes de ces dernières, des points qui
commençaient à se ramollir ; mais nulle part le
ramollissement n'était porté jusqu'à la fonte pu-
rulente, ni de manière à pouvoir être confondu
avec la matière tuberculeuse. C'était un ramollissement qui semblait tenir à leur formation
même ; il était excentrique et graduel, comme,
par exemple, cela se voit dans les lames qui séparent les vertèbres ; dans d'autres, on observait

des faisceaux dans lesquels on reconnaissait le tissu de l'organe ; ces faisceaux étaient les uns d'un rouge livide, mais sans induration, sans désorganisation ; les autres plus gris et conservant d'ailleurs leurs caractères naturels. On pourrait dire que ces faisceaux avaient été emprisonnés par la réunion de plusieurs petits cancers pour en former un seul. Enfin, on trouvait dans un grand nombre les caractères bien tranchés de la substance encéphaloïde pure, mais très-consistante et encore crue, excepté dans un petit nombre de points où elle commençait à perdre de sa consistance. Les ganglions bronchiques étaient sains ; deux de ces organes placés derrière la seconde division des bronches étaient en contact avec deux cancers et ne participaient à aucune altération, ni par leur volume, ni par leur couleur, ni par leur consistance, soit qu'on les examinât par dehors et en place, soit après les avoir coupés ; il n'y en avait pas un, non plus, de malade dans les médiastins. A gauche, il y avait quatre de ces masses cancéreuses, entre les côtes et la plèvre ; deux avaient le volume d'une grosse amande, la troisième celui d'une noisette, et la quatrième celui d'un pois seulement. Elles étaient lisses, égales, mobiles, et entourées de tissus aussi sains que possible. Leur matière était la même que celle des premières que nous avons indiquées dans les poumons. On en voyait sept à huit tout à fait semblable du côté gauche, aussi placées immédiatement sous la plèvre; elles étaient disséminées de manière à être très-écartées les unes des autres. Il y en avait une en tout analogue sur le côté gauche et en avant de l'aorte, vis-à-vis la septième vertèbre dorsale. Cette dernière ne tenait point aux parois du vaisseau; elle repoussait la plèvre en avant, et se trouvait libre entre la mère-artère et la séreuse thoracique, de manière que quand elle fut enlevée, les autres tissus n'étaient pas déchirés et n'offraient aucune trace de maladie. Il y en avait une aussi sur la demi-azigos, et à laquelle on remarquait les mêmes particularités. Le cœur présente un volume en rapport avec la stature du sujet; il offre sa rougeur musculaire habituelle, il n'y a point de graisse à sa périphérie; les doigts, promenés à sa surface, y distinguent une douzaine de petites saillies très-dures qui n'ont pas changé l'aspect des parties. Ces saillies sont produites par autant de petits corps en tout analogues à ceux des plèvres. Ils sont gros comme de bons pois, quelques-uns comme une noisette; tous sont situés dans le tissu même du cœur, les uns sont dans le milieu de l'épaisseur des parois de l'organe, les autres plus rapprochés des cavités, et

plusieurs enfin sont très-près de la surface exté-
rieure ; mais tous, sans exception, sont complètement enveloppés dans le tissu musculaire,
qui conserve sa couleur, sa densité, son exten-
sibilité, sa souplesse naturelles, d'une manière
parfaite, et dont les fibres paraissent être sim-
plement écartées par les petits corps étrangers
qui semblent avoir été fichés dans le lieu qu'ils
occupent, par une ouverture qu'il serait impossible de retrouver. Les deux plus remar-
quables étaient dans la cloison, l'un en bas, et
un peu en arrière, l'autre en haut, et plus près
de la partie antérieure. Ils n'ont été soupçonnés
qu'en ce que les doigts sentaient plus de dureté
dans ce point qu'ailleurs ; ils avaient le volume,
l'un d'une noisette, l'autre d'un œuf de pigeon ;
ils étaient parfaitement arrondis, plus durs
qu'aucun autre, d'un blanc très-légèrement
jaunâtre à l'intérieur comme en dehors ; car,
quoiqu'ils fussent dans une locule faite aux dépens d'un tissu naturellement très-rouge, ils ne
participaient aucunement à sa coloration ; il n'y
avait pas la moindre différence entre les fibrilles
musculaires les plus rapprochées des cancers,
et celles d'un point quelconque du cœur, qui
était d'ailleurs dans un état parfaitement sain,
et dans lequel il n'était pas possible de reconnaître de trace de phlegmasie, soit ancienne,

soit récente ; les valvules, les colonnes et les
petits tendons qui viennent s'y attacher étaient
dans l'état normal. Il y avait dans les ventricules une petite quantité de sang coagulé,
très-noir et peu cohérent. La membrane qui
tapisse ces cavités avait sa couleur et ses autres
attributs naturels ; on n'a rien trouvé de notable soit en dehors, soit en dedans, soit dans
le tissu même des oreillettes, excepté sur le
sommet de l'auricule gauche, où il y avait
aussi un petit squirrhe du volume d'un pois,
dont la surface était plus irrégulière que celle
des autres ; il était immédiatement placé sous
la membrane séreuse, et ne faisait point saillie
dans la cavité de l'oreillette. Sa nature était
la même que celle des précédens. Il y avait,
entre l'aorte et l'oreillette droite, un pouce
au-dessus du ventricule, un autre cancer gros
comme un œuf de perdrix, un peu aplati,
lequel était mobile entre ces deux organes, et
ne tenait ni à l'un ni à l'autre ; il était seulement
emprisonné entre eux, et sa poche était com-
plétée par le tissu cellulaire lâche et épais qui
les unit naturellement. Le lieu qu'occupait ce
corps très - dur, et d'ailleurs semblable aux
cancers de la plèvre, comparé avec la plus
grande attention aux points les plus éloignés de
toute lésion, n'a pas présenté une seule dissem-

blance. L'aorte thoracique ne contenait qu'une petite quantité de sang très-noir et fluide ; son intérieur était d'un blanc légèrement verdâtre : elle était saine enfin , ainsi que le canal thoracique.

Abdomen. — Le péritoine pariétal est lisse , et laisse voir la couleur musculaire. Quatre ou cinq petits cancers semblables à des pois, ne tiennent à sa surface interne que par un pédicule filiforme. Plusieurs masses pierreuses, calcaires, occupent le mésentère ; elles sont au nombre de huit ou dix et correspondent à peu près au milieu de l'intestin grêle ; tous les ganglions des replis du péritoine ne sont, et ne paraissent pas avoir été malades ; soit qu'on les examine dans le mésentère proprement dit, vis-à-vis le *rectum*, le *cæcum* , le *colon* transverse, l'*estomac* ou le *foie*, il n'y en avait pas un qui offrît un tubercule cancéreux, ni autre lésion appréciable. Les épiploons renferment environ huit ou dix petits encéphaloïdes un peu plus gros qu'un grain de chenevis ; mais cela n'altère aucunement la transparence de la membrane à un dixième de ligne autour. On les fait d'ailleurs glisser entre ses lames, et si on les enlève par une petite ouverture faite exprès, en regardant ensuite par la face opposée, il est impossible à l'œil le plus exercé de distinguer des autres le point d'où ils sont sortis; l'estomac et les intestins à l'extérieur sont pâles et présentent çà et là quelques petits tubercules semblables à ceux que je viens de décrire dans les épiploons. A l'intérieur, dans l'estomac, la muqueuse offre deux points un peu rosés au grand cul-de-sac, l'un près de la face antérieure, l'autre plus en arrière. Ces taches avaient environ la largeur d'une pièce de cinq francs; après avoir été lavées elles existaient à peine. Du reste, la membrane n'était ni épaissie, ni ramollie : on la faisait aisément glisser sur la musculeuse et elle ne présentait aucune cicatrice. Neuf cancers faisaient saillie dans la cavité de cet organe; l'un, gros comme un œuf de pigeon, se trouvait dans la partie la plus reculée du grand cul-de-sac; les huit autres sont disséminés sur les régions antérieures et postérieures, deux sont tout près du pylore; chacun d'eux roule sous le doigt qui le presse, car ils ont la forme de petites boules très-régulières. La muqueuse est aussi saine sur eux qu'ailleurs; elle ne leur adhère pas du tout, et si on les enlève, et qu'on la réapplique sur la tunique charnue, il ne paraît pas qu'il y ait eu maladie. Ils ont tous, ces corps, la même structure que ceux du cœur et des poumons, aucun n'est ramolli ni en tout ni en partie. Le pylore est sain; dans le duodénum on ne remarque pas de rougeurs ; deux petits corps semblables aux précédens s'y trouvent à six pouces de distance ; dans l'intestin grêle il n'y avait de rougeur reconnaissable qu'à quelques pouces du cœcum ; d'espace en espace, il y avait aussi des cancers toujours très-petits, parfaitement arrondis et mobiles entre les membranes. La plus minutieuse attention n'a pu faire reconnaître dans ce canal une seule ulcération. On a examiné surtout les points correspondans aux concrétions calcaires ; et la tunique interne dans ces points comme ailleurs était mobile, souple, égale, ne présentait aucune dureté, aucune cicatrice ; enfin elle était aussi saine que possible, même sur les boutons encéphaloïdes ; dans le cœcum il y avait une rougeur assez prononcée, mais elle a disparu par le lavage ; la membrane n'était pas épaissie. Dans les colons il y avait quelques taches peu marquées ; dans le rectum il n'y avait rien, et nulle part d'épaississement, ni d'ulcération ; dans le rein droit, quatre à cinq tubercules analogues aux précédens et du volume de ceux du cœur, s'apercevaient aussi par transparence ; ils n'étaient pas immédiatement sous l'enveloppe de l'organe : ils étaient dans le tissu même et surtout dans la substance corticale. Ces corps nouveaux n'avaient pas plus changé les apparences naturelles de l'organe, formateur de l'urine, que ceux du cœur n'avaient changé celles du centre circulatoire. Tous les mamelons, les calices, le bassinet, l'uretère étaient blancs et sains. Dans le rein gauche il n'y avait que trois squirrhes.

Le *pancréas* était aussi rempli des mêmes productions; elles occupaient particulièrement sa moitié gauche, à la surface de laquelle elles formaient des bosselures plus ou moins marquées. Leur extérieur était lisse, régulier et libre de toute adhérence. Ces cancers ressemblaient parfaitement à quelques lobules de l'organe, un peu grossis; ils en avaient tout à fait la forme; mais en y regardant de plus près, on s'assura facilement qu'ils n'étaient qu'interposés entre les granulations pancréatiques, qui n'étaient aucunement altérées. Leur nature était la même que celle de tous les autres. Il n'y en avait pas dans la rate. Le foie en contenait plusieurs centaines, il en était comme farci, ils occupaient tous les points de son parenchyme. Ils formaient des masses considérables, la surface de l'organe en était bosselée, mais la membrane séreuse qui l'enveloppe n'était pas altérée. Beaucoup avaient le volume d'une noix, d'un œuf de poule et même davantage; il y en avait aussi de petits comme des grains de chenevis, des pois, des noisettes, etc.; presque tous

étaient arrondis., globuleux , parfaitement dis-
tincts du tissu du foie , qui est sain et dans l'état
naturel , et dont on les sépare sans difficulté ,
sans rien déchirer, excepté le point par où on
les fait sortir. Quelques-uns ne sont pas si bien
circonscrits, et leur matière semble mêlée dans
quelques points au tissu hépatique ; leur consistance est un peu moindre que dans ceux indiqués jusqu'ici ; incisés , leur matière est homogène, bien organisée , d'une blanc jaunâtre ,
ou légèrement bleuâtre dans le plus grand
nombre; dans quelques autres , des plus gros ,
on remarque des points rouges organisés aussi ,
dans lesquels points on reconnaît plusieurs des
caractères du parenchyme hépatique. Ces cancers sont plus mous que les premiers et sont plus
incontestablement des encéphaloïdes; il résulte
de leur texture que leur coupe est bigarrée et
que leur matière semble mêlée aux élémens organiques naturels. Beaucoup de ces corps singuliers ne sont séparés les uns des autres que
par une couche de deux ou trois lignes d'épaisseur, cependant cette couche présente tous les
caractères de l'état normal ; trois seulement sont
entourés d'une espèce d'auréole plus livide ,
plus colorée que le tissu du foie dans l'état sain.
Cette auréole ne s'étend pas à plus de deux lignes de leur circonférence , et à part la colo-

ration, cette portion du foie ne diffère pas de son état ordinaire ; l'un des cancers qui présentent cette disposition est gros comme un œuf de poule et situé dans le prolongement mince qui termine le lobe gauche de l'organe. Le second, gros comme une noix, proémine à la face convexe du lobe droit ; le troisième, du volume d'un gros pois, autour duquel la rougeur était moins prononcée, se trouvait tout près du bord mince de ce même lobe. Ils étaient d'ailleurs aussi consistans que les autres, et n'étaient pas ramollis. Les artères, les branches de la veine porte, les veines hépatiques, ouvertes et suivies dans leurs plus fines ramifications, n'ont rien offert à noter ; elles contenaient du sang fluide et très-noir ; les canaux bilifères, vus de la même manière, étaient aussi parfaitement sains ; la vésicule du fiel, de volume ordinaire, était remplie de bile très-colorée, presque noire. On voit et on sent avec les doigts, dans cette poche, trois corps ronds comme de petites boules ; l'un est à la paroi inférieure près du fond, le second au point correspondant de la paroi supérieure, et le troisième sur cette même paroi à un pouce du col. Le volume du premier égalait celui d'un gros pois à cautère, le second était trois fois plus gros, et le dernier moitié moins. Tous les trois sont placés sous la muqueuse qui roule sur eux ; ils ne tiennent pas davantage à la membrane propre du réservoir de la bile. Il n'est pas possible de reconnaître rien qui puisse faire croire que la tunique interne de ce sac ait été autrefois malade, les trois cancers offrent la même dureté ; ils sont blancs dans le centre. Ils se colorent d'autant plus qu'on approche davantage de leur circonférence, et particulièrement pour la portion qui fait saillie dans la vésicule. Cette teinte est évidemment due à la pénétration par imbibition de la matière colorante du fluide biliaire. Au reste, ils étaient analogues à ceux de tous les autres organes ; en somme, la sécrétion biliaire ne paraissait pas avoir été gênée.

La veine cave présentait, derrière le foie, un corps aplati, long de trois pouces, épais de cinq à six lignes dans son milieu, large d'un pouce environ, qui s'étendait jusque dans l'oreillette droite, où il finissait abruptement, en se continuant avec de la fibrine et du sang coagulé. La circonférence de ce corps n'adhère au vaisseau que vis-à-vis son passage à travers le diaphragme ; là, il y a deux ou trois lamelles cellulaires bien organisées, de trois à quatre lignes de long, qui doivent être fort anciennes, car elles ressemblent parfaitement aux vieilles brides celluleuses qu'on trouve si souvent entre les poumons et le thorax; en outre, ce corps tenait aussi dans ce point, au moyen de racines semblables à lui pour la nature, lesquelles racines se prolongeaient dans les veines hépatiques en espèces d'irradiations, qui étaient libres dans ces derniers canaux, et se perdaient dans le sang après un demi-pouce de trajet. L'une de ces branches, en se séparant d'une des veines hépatiques droites, y laisse une petite crète d'un blanc jaunâtre, longue de six lignes, épaisse d'une. Ce petit cordonnet est entre les lamelles de la paroi postérieure du vaisseau, et ne le traverse pas du côté du foie. Dans la veine il proémine en forme de bord tranchant, et ne semble avoir percé la tunique interne que dans le point où il était uni avec la tige indiquée plus haut. Ce corps est trop petit pour en préciser affirmativement la nature; mais l'aspect de son extérieur et de sa coupure est le même que celui des cancers examinés jusqu'ici; il n'y a point de cette dernière dégénérescence placée immédiatement derrière. La couleur du cylindre aplati de la veine cave, à l'extérieur, est d'un jaune verdâtre. Ce corps se termine en bas par une extrémité très-mince, comme tranchante, mais arrondie cependant; il est lisse et comme lavé; une lamelle celluleuse très-fine, qu'on peut

voir néanmoins et isoler, l'enveloppe partout.
Il est presque aussi consistant que le foie, mais
il s'écrase plus facilement. Coupé en travers, il
offre trois ou quatre cavités pleines d'une matière blanche, jaune ou rougeâtre, crêmeuse
et grumeleuse, analogue à du pus. Cette matière ne se trouvait que dans la moitié supérieure; les cavités irrégulières qui renferment
ce fluide étaient granulées, et ressemblaient
assez bien à des cavernes tuberculeuses. Quant
à la nature du corps dans lequel se trouvent
ces particularités, ce ne paraissait être qu'une
simple concrétion, du moins on n'y distinguait
pas les caractères de l'organisation solide; sa
coupe, dans les points les moins altérés, offrait
alternativement des couches blanches, jaunes,
vertes et rosées. En le pressant entre les doigts,
il s'écrase comme du fromage de Brie. Dans le
reste de la veine cave et de ses branches, jusqu'aux iliaques, il n'y avait rien de notable :
du sang noir toujours, et quelques concrétions
fibrineuses seulement. Quelques-unes des branches de l'hypogastrique étaient oblitérées par
des concrétions dures, altérées et en apparence
très-anciennes. Les iliaques externes, à gauche surtout, les fémorales jusqu'au milieu de
la cuisse, les branches qui viennent s'y rendre,
étaient dures, solides, arrondies comme au-

tant de cylindres; elles n'étaient pas malades à l'extérieur; elles étaient bosselées vis-à-vis les valvules et les divisions. Ces canaux ouverts, on voit qu'ils étaient oblitérés par un corps moulé sur la forme des vaisseaux qu'il remplit. Ce corps adhère à leurs parois comme s'il y avait été collé avec de la glu; on l'en sépare en tirant un peu dessus, sans rien détruire Dans quelques endroits, il est formé par du sang bien reconnaissable encore, mais qui paraît altéré.

Presque partout les concrétions paraissent très-anciennes, elles sont très-dures, tenaces, régulières, leur couleur à l'extérieur est tantôt ochracée, tantôt jaune, blanchâtre, d'autres fois verdâtre, noire dans quelques endroits. Coupées, on trouve dans le centre d'un grand nombre de portions, des caillots de sang presque fluide et manifestement dans un commencement de décomposition. Le cylindre que renferme la veine iliaque externe gauche, coloré en roux foncé, est surtout remarquable, en ce qu'on distingue à sa périphérie une immense quantité de petits grains blancs, qui sont enfoncés dans sa substance : ces petits corps ressemblent à des grains de sable qu'on aurait pressés sur le caillot; non-seulement ils en occupent les couches les plus externes; mais le centre en renferme aussi une très-grande quantité ; ils sont aussi trop fins pour qu'on puisse en déterminer la véritable nature ; cependant il est bien de noter qu'écrasés sous les doigts, leur matière est blanche et homogène partout. Tous ces petits corps sont lisses à l'extérieur ; s'ils sont dans un point de la concrétion qui soit coloré, leur périphérie est teinte de la même nuance, mais leur centre est toujours de la même couleur, c'est-à-dire d'un blanc jaunâtre. A mesure qu'on s'éloigne du ventre, les concrétions deviennent moins solides, et remplissent moins exactement les vaisseaux ; aux jambes il n'y avait plus que des caillots peu cohérens et peu anciens, selon toutes les probabilités ; le sang même redevenait fluide tout-à-fait en bas. Les saphènes étaient vides, et la paroi interne de tous ces vaisseaux n'a pas laissé voir d'épaississement ni d'ulcération , seulement elle était un peu moins lisse dans les points où elle était collée sur les corps que nous venons de faire remarquer. Sa couleur était pâle et verdâtre là où elle ne touchait rien ; ailleurs elle offrait la même teinte que les concrétions sur lesquelles elle était appliquée, de sorte que dans quelques endroits elle était jaunâtre, dans d'autres noirâtre, et dans quelques-uns très-blanche. Dans le corps de la veine cave abdominale cette couleur était naturelle. L'aorte, jusqu'à la deuxième vertèbre lombaire, était libre et ne contenait qu'une assez grande quantité de sang fluide, et un mince cordonnet de fibrine ; ce sang était très-noir. À partir de la troisième vertèbre des lombes, cette artère, les iliaques primitives, les iliaques internes, externes, les fémorales et leurs branches, jusqu'à une assez grande distance, représentent autant de tiges rondes et solides. En passant à côté des psoas, le tissu qui unit ces artères aux veines est dense, blanc, et lardacé autour d'un ganglion lymphatique très-gros, dans lequel on distingue quelques petits encéphaloïdes ; du reste, séparées des autres organes, leur membrane externe n'est pas malade. En ouvrant l'aorte, on voit qu'elle est remplie par une portion de cylindre gros comme le pouce, qui se bifurque comme l'artère, et se continue sans interruption dans ses branches. La surface de ce cylindre est d'un gris jaunâtre régulier, et couverte de rainures transversales dans son tiers postérieur ; elle tenait assez fort au vaisseau pour qu'il ait fallu introduire entre eux le manche d'un scalpel, afin de les séparer sans rien rompre. On a coupé ce corps en travers, puis il a été déchiré près de son extrémité supérieure : sa substance alors était grise, grumelée, ressemblant grossièrement aux paquets d'œufs de poisson cuits, si ce n'est que le grain de cette matière était plus fin , et qu'il y avait plus d'homogénéité, de liaison et de consistance , laquelle consistance allait graduellement en augmentant jusqu'aux couches les plus externes, où elle était presque aussi considérable que celle du foie. Du reste, on n'y voyait pas de vaisseaux, ni de trace d'organisation. En incisant ce corps un demi pouce au-dessous de son origine, on est tombé sur un foyer contenant une matière grise, crémeuse, bien liée, semblable à du véritable pus; cette matière aurait pu remplir un dé à coudre; la cavité d'où elle sortait était grenue, d'un gris lardacé, à peu près comme les parois des masses tuberculeuses qui se vident par le centre. Dans sa partie postérieure il y avait une strie de coagulum sanguin. Dans les iliaques primitives et externes , la matière était plus sèche, plus ferme, plus rousse ou noire; les cordons qu'elle formait, incisés , offraient, dans beaucoup d'endroits, principalement dans le centre, la plupart des caractères d'anciens caillots dont le sérum aurait disparu. Cependant ils commençaient aussi à se fluidifier dans quelques autres points; partout c'étaient des productions du sang concrété et manifestement altéré. Dans l'iliaque interne il y avait aussi des concrétions cylindroïques solides, mais elles étaient interrompues, d'espace en espace, par du sang fluide et des caillots récens; en outre il n'y avait pas ici distension de l'artère, comme dans les points précédens, et le tout était moins dur. Les branches du second ordre, ainsi que la suite de la fémorale, étaient de moins en moins remplies par ces corps, qui finissaient par ne plus s'y trouver que sous la forme de petits grumeaux, tantôt durs et cassans, tantôt au contraire assez mous; partout le sang était très-noir. Quoique le membre abdominal gauche fût fortement gonflé, il n'y avait cependant que peu de sérosité épanchée dans le tissu cellulaire. Toutes les artères, que fournit l'aorte au-dessus du point oblitéré, étaient libres et de dimensions qui semblaient dépasser celles qui leur sont naturelles. La membrane interne du système artériel était d'un blanc légèrement verdâtre, dans l'aorte et les branches non-oblitérées; dans celles qui l'étaient, au contraire, cette couleur était partout analogue à celle du corps sur lequel elle était appliquée. Du reste, la texture de ces vaisseaux n'était aucunement changée, partout leur tunique interne était lisse, humide, polie, et présentait dans tout son trajet les caractères qu'on lui connaît.

Crâne. — Au premier aspect tout est dans

l'état naturel ; mais en relevant la dure-mère
du côté gauche, on s'aperçoit qu'elle entraîne
un tubercule un peu allongé et gros comme le
petit doigt ; ce corps, très-consistant, de même
nature que ceux des autres organes, est situé
vis-à-vis la bosse frontale, à un demi pouce de
la faux cérébrale ; il tient à la face interne de
la dure-mère, dans laquelle il paraît être confondu ; cependant cette membrane n'est pas
rouge autour, elle conserve même son nacré
naturel à moins d'une demi-ligne de sa circonférence ; en dehors il n'est pas possible de distinguer le point qui supporte ce cancer, des
autres. Ce corps avait légèrement aplati trois
circonvolutions du cerveau, en les écartant
pour se former une cavité ; lorsqu'il fut enlevé,
cette cavité ne différait pas du tout de celle
qu'on aurait pu faire avec le pouce. La pie-
mère y était saine et non injectée ; il en était
de même du feuillet cérébral de l'arachnoïde :
du reste, la surface de la tumeur logée dans cette
excavation était lisse et humide, comme si c'eût
été un organe naturel enveloppé d'une membrane séreuse, ce qui ferait croire qu'il s'était
formé entre la dure-mère et la séreuse du crâne.
Un autre cancer, un tiers moins gros, se trouvait au milieu de la faux cérébrale, un pouce
au-dessus de son bord inférieur. Il faisait une

égale saillie sur les deux faces de ce repli, qui semblait le couper en deux parties parfaitement égales. Il offrait d'ailleurs tous les caractères du premier. Il y en avait un troisième, du volume d'une noix à peu près, au milieu et en dedans de la fosse occipitale inférieure droite. La surface libre ou antérieure de ce dernier était humide et lisse aussi; mais la postérieure se confondait dans l'os, qui était lui-même transformé en tissu cancéreux ou détruit et complètement percé par cette production. Aucune rougeur, aucun épaississement, enfin aucune autre lésion n'avoisinait ce corps, qui présentait un petit foyer rougeâtre dans son centre, et qui, pour le reste, était en tout semblable aux précédens. Le cerveau, la moelle et les méninges avaient tous leurs attributs de l'état normal; la matière nerveuse était ferme et régulièrement colorée à l'extérieur : coupée par tranches minces et dans tous les sens, on n'a pas trouvé un point ramolli, ni dont la couleur ou la consistance fussent changées d'une manière quelconque; il n'y avait pas une cuillerée de sérosité dans les ventricules. La tumeur qui avait perforé l'occipital ne proéminait point à l'extérieur; et les lames celluleuses ainsi que les autres tissus qui la touchaient dans ce lieu n'étaient pas du tout altérés.

En disséquant les muscles du cou et les diverses autres parties de cette région pour apprécier l'état des ganglions lymphatiques, on s'aperçoit que la glande thyroïde est légèrement bosselée, quoiqu'elle n'ait pas changé de volume ni de couleur. En passant les doigts sur ces bosselures, on sent qu'elles sont produites par des corps durs et arrondis, placés dans le corps même de la thyroïde. En ouvrant cette glande, on a vu qu'elle contenait environ une douzaine de cancers. Tous étaient parfaitement ronds, durs, élastiques, d'un blanc légèrement jaunâtre. Leur coupe offrait la teinte bleuâtre ; divisés par tranches, ils présentaient la transparence qui caractérise le tissu squirrheux, tissu qui était aussi homogène que possible, dont la nuance de jaune était d'autant moins marquée qu'on approchait plus du milieu. Ils n'étaient pas plus ramollis dans le centre qu'à la circonférence. Le plus gros de ces squirrhes égalait le volume d'un gros œuf de pigeon ; le plus petit était moins volumineux qu'un pois ordinaire. Deux de ces derniers, lorsque nous renversions la glande, incisée sur sa face postérieure, sont sortis de leur siége, de manière qu'ils sont restés sur les faces de la coupure, aussi bien isolés qu'un grain de raisin qui n'est que collé sur un plan avec de la glu. Il était également possible de séparer les autres du tissu thyroïdien sans les écraser, sans même les tirailler, puisqu'il n'y avait point d'union intime, mais bien seulement une simple contiguité. Au reste, le tissu de la glande était ce qu'il est toujours, c'est-à-dire, d'un jaune rouge et noirâtre, un peu mielleux, enfin conservant tous ses caractères naturels. Il n'était pas possible de rien voir de plus tranché et de plus subitement tranché que la ligne de démarcation qui séparait les cancers du tissu propre de l'organe ; les plus minutieuses recherches n'ont pu faire reconnaître la moindre altération dans les parties environnantes.

En préparant les muscles de la cuisse droite, on y a également trouvé d'assez nombreux petits corps elliptiques, ovalaires ou arrondis, qui étaient souples, solides, bien organisés ; ils étaient placés entre les fibres charnues, de manière à les écarter seulement ; de telle sorte qu'étant enlevés, la poche qui les renfermait disparaissait, et qu'on ne se serait pas douté alors qu'il y eût jamais eu là de maladie. En suivant les fibres musculeuses, on les voyait, aussitôt qu'elles touchaient le corps accidentel, se dévier, s'écarter, afin de l'envelopper exactement. Dans ce point comme ailleurs, elles n'avaient pas éprouvé le moindre changement, soit dans leur souplesse, soit dans leur couleur, etc. Ces petits corps étaient absolument comme des haricots qui auraient été éparpillés dans les muscles. Il y en avait trois dans le couturier, deux dans le grêle interne, plusieurs dans le droit antérieur. Le biceps, le demi-tendineux, le demi-membraneux, etc., en contenaient aussi; mais il y en avait davantage dans les fessiers. Partout ils étaient dans le milieu des fibres. Quelques-uns étaient aussi gros que de petits œufs de perdrix. Il y en avait d'aussi petits que des grains de chenevis. Tous avaient la même consistance, tous étaient bien organisés; ils étaient un peu moins durs que ceux du cœur; du reste, ils étaient tout-à-fait identiques par leur nature; seulement ils avaient la même couleur que les muscles au milieu desquels ils étaient placés : mais cette couleur était une teinte, une nuance de la rougeur musculaire, qui allait en diminuant de la circonférence au centre, et qui était probablement due à ce qu'on ne les a examinés que quatre jours après la mort. Ce qui tend à prouver cette assertion, c'est que les cancers du cœur, qui étaient d'un blanc jaune lors de l'ouverture, sont aussi maintenant colorés de la même manière que les précédens. En un mot, c'est une couleur d'imbibition. Quant aux lymphatiques de ce membre, aucun n'était altéré. Il en était de même de tous les autres tissus qui le constituent.

RÉFLEXIONS.

Ce fait nous semble devoir intéresser en même temps les physiologistes et les médecins : la forme et la nature de l'altération, son développement dans un si grand nombre d'organes les plus divers par leur organisation, sa marche, la manière dont les fonctions se sont exécutées jusqu'à la mort, enfin l'état des tissus au milieu desquels étaient ces productions. sont autant de circonstances qui nous ont engagé à l'exposer avec tous les détails qu'on vient de voir.

Une chose qui paraît devoir être notée en première ligne, c'est que cette femme, quoique farcie de cancers, ait conservé sa couleur à peu près naturelle, et qu'elle soit morte dans un état d'embonpoint encore assez prononcé. On sait, en effet, que les personnes qui meurent de maladies cancéreuses après les avoir portées quelques mois, présentent presque toujours une teinte jaune paille qui suffit souvent aux yeux du médecin exercé pour lui faire connaître la nature d'une maladie dont il ne voit pas de traces au dehors. On sait aussi que tous ces malheureux périssent dans un état de marasme et d'émaciation souvent portés très-loin. Mais il faut remarquer aussi que tous ont eu à l'extérieur une tumeur cancéreuse qui s'est ramollie, puis ulcérée, ou qu'on a enlevée et qui a suppuré ; ou bien qu'ils ont dans les viscères des productions semblables, qui se sont fondues ou réduites en bouillie. Or, ne pourrait-on pas penser que dans ces cas la cachexie qui se manifeste dépend de la résorbtion d'une partie de ces matières morbides fluidifiées, et de son transport dans le sang qui ne fournit plus alors des matériaux aussi purs aux élémens solides de l'économie, tandis qu'ici cette cachexie n'avait pas lieu, parce qu'aucune tumeur n'était dans un état de fonte ou de ramollissement, ce qui en rendait sans doute la résorbtion moins abondante et plus difficile ?

Les cancers du foie sont très-certainement une maladie des plus fréquentes, ainsi que l'ont dit Bayle et M. Cayol ; mais il est assez étonnant qu'un aussi grand nombre ait pu se former dans cet organe et y prendre un accroissement aussi considérable, sans que jamais la sécrétion biliaire ait été altérée, sans qu'il y ait eu la moindre nuance dans la teinte de la peau, qui ait pu les faire soupçonner.

Ceux de la dure-mère, sans être aussi fréquens, ne sont pas non plus bien rares ; mais il ne paraît pas qu'on en ait vu souvent dans la faux du cerveau, et surtout de parfaitement libres dans ce repli ; il ne faut pas oublier non plus que celui qui était en avant sur ce feuillet, n'avait pas désorganisé la membrane fibreuse à laquelle il tenait, et qu'il s'était creusé une loge dans le cerveau en écartant ses circonvolutions, tandis que celui qui était en arrière ne s'était que légèrement enfoncé dans le cervelet, et avait au contraire complètement percé l'os. Pourquoi cette différence ? serait-ce parce que le cervelet pesait sur la dernière tumeur, tandis que la première pesait sur le cerveau? Une explication aussi mécanique ne peut sans doute pas être admise, et nous devons nous contenter de remarquer le fait.

Depuis que Louis a si bien décrit les fongus de la dure-mère, presque tous les chirurgiens ont conseillé de ne pas toucher à ces tumeurs, et en général ils ont eu raison ; mais cependant, s'il est bien vrai que ce sont toujours des cancers, ne serait-il pas plus humain d'essayer de les enlever quand les circonstances paraissent le plus favorable, que d'abandonner ces malheureux à une mort affreuse et certaine ? Il est évident ici que celui qui avait percé l'occipital aurait été facilement enlevé en totalité par le trépan. L'opération eût été bien plus facile encore, si celui qui correspondait en devant du cerveau avait agi de la même manière sur le frontal ; il est vrai qu'en enlevant celui qui se montre à l'extérieur, on aura la crainte de la récidive et qu'il y en ait vingt autres en dedans. Mais quand on enlève un cancer du testicule ou du sein, est on plus sûr de guérir radicalement ?

Il est bien de noter encore que ces trois tumeurs, quoiqu'assez volumineuses, n'ont cependant jamais produit un seul symptôme qui ait pu faire soupçonner leur existence. Ce n'est pas une circonstance bien rare que de voir des tumeurs plus volumineuses encore dans le crâne ne pas déterminer d'accidens fâcheux; mais cependant il arrive si souvent que des altérations bien plus légères sont regardées comme la cause de phénomènes extrêmement graves, qu'il est assez étonnant que celles-là n'en produisent aucun.

Les cancers de la thyroïde, aussi bien isolés, et de matière aussi pure, aussi homogène qu'ici, n'ont été que rarement décrits. En général ceux qu'on y a vus, étaient de matière jaunâtre et combinés avec le tissu de l'organe. Beaucoup de personnes contestent encore, même à présent, qu'ils fussent de véritables dégénérescences ou productions cancéreuses lorsque les auteurs ont parlé de semblables maladies. Dans le cas en question il ne peut rester aucun doute, il est impossible que leurs caractères soient plus tranchés, et d'en trouver de mieux circonscrits.

Depuis que Bayle, MM. Cayol, Laënnec, etc., ont fait connaître les caractères des masses cancéreuses du poumon, on y en a rencontré un grand nombre de fois, mais rarement elles y ont été vues en aussi grand nombre et de nature squirrheuse comme ici.

C'est dans le cœur surtout que M. Laënnec doutait encore qu'on en eût trouvé de véritables. Il est vrai que les observations rapportées par *Bonnet, Colombus, Morgagni*, et celles consignées dans les Mémoires de l'Académie royale de Médecine, ne sont pas exposées de manière à convaincre les esprits sévères; mais M. Récamier est trop familiarisé avec l'anatomie pathologique pour s'être trompé dans celle qu'il a communiquée à M. Laënnec. On ne peut guère supposer non plus que M. Dupuytren ait pris une production pour l'autre, quand il a fait compter plus de six cents tubercules cancéreux dans le cœur. M. Cruveilher avait sans doute aussi bien déterminé la nature des tumeurs du malade dont il parle dans son Essai sur l'anatomie pathologique; l'observation de M. Rullier, surtout, ne permet que difficilement le doute, de même que celle de M. Ollivier. Des trois faits rapportés par MM. *Andral* et *Bayle*, deux n'entraîneront peut-être pas la conviction ; mais leur deuxième observation est de nature à convaincre, il nous semble, toutes les personnes qui connaissent l'exactitude que mettent ces auteurs dans la description des faits qu'ils veulent faire connaître. Cependant tous ces faits étaient accompagnés de dégénérescence du tissu du cœur ; dans aucun le mal n'avait été vu dans son principe. Sous ce double rapport l'observation précédente offrira peut-être quelqu'intérêt et mérite d'être connue : en effet, ces cancers, qui sont bien de véritables squirrhes, et qui ont été reconnus pour tels par M. Laënnec lui-même, par M. Cayol, et par tous les médecins qui ont voulu les voir, étaient tous assez petits , et quelques-uns étaient évidemment peu anciens. D'un autre côté, le tissu du cœur était intègre et sans aucune altération, ses fibres étaient comme épanouies autour de ces petits corps ronds ; mais elles avaient partout leur organisation normale : l'ensemble du cœur d'ailleurs n'avait pas du tout changé, soit dans le volume , la forme , la couleur ou la consistance. Il est bien de remarquer aussi que pour trouver ces tubercules, il a fallu les chercher avec quelque attention , car enveloppés qu'ils étaient au milieu des fibres charnues, ils n'eussent certainement pas été vus si on ne les eût soupçonnés d'avance. N'est-il pas probable qne plusieûrs fois on en aura perdu de cette manière sans le savoir, sans s'en douter?

L'éternelle question, si souvent agitée et jamais résolue, sur la cause des maladies cancéreuses, se représente bien naturellement à l'occasion de ce fait remarquable. Sous ce rapport, nous croyons devoir entrer dans quelques détails.

L'anatomie pathologique laisse encore derrière elle un grand nombre de mystères; les médecins en sont arrivés au point de ne plus s'entendre dans un assez grand nombre de circonstances sur les même faits, quand il s'agit de déterminer la nature de certaines lésions. Craignant de nous tromper nous-mêmes, en caractérisant trop vite les désordres indiqués plus haut, et désirant nous éclairer de l'opinion de tout le monde, d'après l'avis de M. le professeur Bougon, nous résolûmes de les soumettre, le jour même de l'autopsie, à l'examen de MM. les professeurs de la Faculté, réunis en assemblée. MM. Récamier, Orfila, Béclard, Fouquier, Fizeau, Richerand, etc., examinèrent ces pièces avec attention; tout ce qui a été dit dans l'observation parut si évident et si incontestable, qu'il n'y eut à ce sujet aucun désaccord entre eux. Ensuite ces pièces

furent portées à la leçon de M. Laënnec et
montrées à ses élèves, au collége de France.
Ce professeur reconnut, comme ses collégues
à la Faculté, que toutes les tumeurs dont nous
parlons étaient de nature squirrheuse ou encéphaloïde, et qu'aucune altération appréciable
n'existait dans les tissus où elles étaient placées. M. le Pr. Cayol confirma cette opinion. Mais
jusqu'ici nous n'avions parlé qu'à des médecins
qui ne se croient pas obligés de tout expliquer.
Nous pensâmes qu'il serait bien aussi d'en entendre d'une doctrine opposée, et nous nous
adressâmes à M. Broussais lui-même. Ne voyant
de trace matérielle de phlegmasie dans aucun
élément de l'organisation, il nous importait de
savoir sur quelles raisons ce médecin célèbre
se fonderait pour y en admettre. Les pièces lui
furent présentées à la fin de sa leçon du 14 janvier. La discussion qu'elles ont fait naître et
l'explication qu'il en a donnée, nous semblent
intéresser assez la science pour que nous croyions
devoir en rendre compte au public.

Nous le priâmes de remarquer que toutes ces
masses étaient dures et qu'aucune n'était en
suppuration; que la plupart étaient circons-
crites, sans kyste néanmoins, et comme indé-
pendantes des tissus naturels; que ces tissus
conservaient tous leurs caractères de l'état de

santé ; qu'enfin on ne voyait nulle part de foyer inflammatoire et qu'il nous paraissait difficile d'admettre ce phénomène comme cause productrice de tous ces corps. Avant de répondre, il examina long-temps l'altération dans le poumon, le cœur et le foie. Il convint avec nous qu'il n'y avait pas de couches enflammées dans ces organes, excepté à la circonférence d'une grosse tumeur placée dans le lobe gauche du foie, de quelques autres plus petites enveloppées dans le lobe droit, et d'un certain nombre renfermées dans le poumon ; mais il vit que ces rougeurs étaient sans autre altération du tissu, dont la souplesse et tous les autres caractères, d'ailleurs, étaient parfaitement conservés ; et nous croyons qu'elles ne pouvaient évidemment être considérées tout au plus que comme de légères congestions sanguines : personne, autre que M. Broussais, ne leur a reconnu le caractère inflammatoire.

Sa réponse fut : Que ces nombreuses productions étaient elles-mêmes une preuve qu'une phlegmasie avait autrefois existé ; qu'une inflammation phlegmoneuse n'était pas nécessaire à leur formation ; que c'était la sub-inflammation qui en rendait le mieux compte ; enfin, qu'il ne fallait pas chercher l'explication et les preuves d'une maladie semblable dans les extrêmes ou les faits isolés, mais qu'on devait s'aider de l'analogie pour juger ces derniers. (1)

----

(1) Pendant que M. Broussais examinait ces pièces avec beaucoup d'attention, au moment où il voulut bien répondre à quelques objections que nous lui adressions, et après sa leçon du lendemain, on put remarquer quelques particularités qui, dans toute autre circonstance, devraient être passées sous silence, mais que nous croyons devoir faire connaître dans l'intérêt même de la cause que défend ce médecin. En effet, cet auteur a dit avec justesse : « La médecine est une république où chacun peut librement émettre et défendre ses opinions. » On sait combien ce principe est devenu fécond sous sa plume ; il faut convenir même que c'est à cette idée profondément sentie qu'est due en grande partie l'activité de la plupart des médecins de notre époque ; que c'est à elle qu'on doit d'avoir osé secouer le joug que nous imposaient de grandes réputations. Sous ce rapport on pourrait lui reprocher peut-être d'être allé trop loin, et d'avoir trop oublié qu'en attaquant les choses il n'est pas utile d'humilier les personnes. Quoi qu'il en soit, il est évident qu'en usant de ce droit on ne fait que suivre le précepte donné par lui ; il est donc étonnant de voir ses élèves se répandre en personnalités dès qu'on ne croit pas leur maître sur parole. Ainsi, par exemple, croirait-on qu'au moment même où M. Broussais hésitait à prononcer sur l'étiologie de l'altération qu'il avait sous les yeux, au moment où il mettait le plus grand soin à rechercher quelques traces de phlegmasie, des personnes fort instruites, j'aime à le croire, mais qui ne pouvaient voir qu'à quelques pieds de distance, et qui n'avaient pas touché les parties, criaient avec un air de pitié et le ton de l'ironie : « Eh, mon Dieu ! il est » évident qu'il y a de l'inflammation. — S'il n'y en a plus, elle a » disparu. — La preuve, c'est qu'il y a des cancers. — Si ce n'est » pas l'inflammation aiguë, c'est l'inflammation chronique ; ou » bien c'est la sub-inflammation. — C'est l'irritation des lympha- » tiques. — Eh ! pourquoi l'inflammation ne produirait-elle pas des » masses blanches semblables, elle produit bien les tumeurs » blanches, les scrophules, etc. » — Nous eûmes lieu d'être surpris,

Les détails dans lesquels il entra pour faire comprendre ces quatre propositions, dans sa

---

surtout en voyant un médecin de nos amis qui s'est fait un nom respectable dans la science, juger cette question avec une légèreté à peine concevable chez un élève ; M. C... croit-il avoir prouvé beaucoup en effet, en me disant : « Vous êtes *neuf dans l'étude de l'irritation*, vous avez critiqué *notre* doctrine. Je vous plains, mon ami ; vous étiez capable de bien faire, il est malheureux que vous vous engagiez dans une fausse route. Vous êtes un aveugle. Vous suivez de mauvais principes. *Nous seuls* sommes clairvoyans, etc.!!! » En vérité, je croyais presque sortir d'une réunion maçonnique où chacun des adeptes se serait efforcé de me faire sentir que je n'étais qu'un profane... Si M. C... m'avait au moins donné quelques raisons de sa conviction, peut-être aurait-il pu déterminer la mienne. Mais non ; quand je lui demandai des explications, quand je le priai de répondre à mes objections, il n'eut d'autre réponse à me faire que celle-ci : « Comment, vous n'êtes pas converti ! Eh ! que voulez-vous que je réponde après M. Broussais ! Vous êtes un aveugle ; je vous plains ! » M. C... ignore-t-il, par hasard, que des railleries, des injures, des assertions et des exclamations ne sont pas des preuves ? et que, dans ce cas-ci, tous ses argumens peuvent être rétorqués contre lui ? Naguères, à ses yeux, M. Pinel était plus qu'un dieu ; maintenant c'est le tour de M. Broussais. *Il est des personnes qui l'accusent de n'avoir pas mieux connu la doctrine de l'un que celle de l'autre, et qui prétendent que son principe est de s'attacher au char de celui que poursuit la vogue.* Pour nous, nous lui reconnaissons un caractère plus honorable, et nous croyons qu'il était réellement pénétré de ce qu'il a dit de la nosographie, de même qu'à présent il croit fermement tout ce que dit M. Broussais. Mais au moins, puisqu'il a reconnu que son premier enthousiasme n'était fondé que sur des erreurs, il devrait permettre le doute sur les prétendues nouvelles vérités qu'il a adoptées. En sortant d'une erreur n'est-il pas possible qu'il soit retombé dans une autre ? Il est homme, et l'ignorance seule croit tout savoir. Nous devons dire leçon du 15, ayant paru satisfaire plusieurs médecins, ses élèves, tandis que d'autres n'é-

---

que dans ce cas les élèves sont allés bien plus loin que le maître; nous sommes convaincu même que si nous eussions été seuls avec M. Broussais et son fils, la discussion sur ce fait se serait passée sans personnalités; mais des bruits indiscrets ont fini par animer ses réponses, et quelques phrases assez inconvenantes lui sont échappées. A la fin de l'examen des pièces pathologiques, par exemple, nous l'entendîmes avancer qu'il était des personnes assez mal organisées pour qu'on ne pût pas les convaincre de la vérité. Dans sa leçon du lendemain, il dit encore que les preuves de tout cela seraient données en leur lieu; de manière à entraîner la conviction des plus incrédules; à moins que *leur cerveau ne permît pas qu'ils puissent rien comprendre*. En d'autres termes : « Ceux qui ne pensent pas comme moi sont des imbécilles. » Pour mon compte j'avoue que des apostrophes semblables ne me touchent guères, et je me contenterais de répondre à M. B. par ces vers de Dulillet :

> Le monde est plein de fous, et qui n'en veut pas voir
> Doit se tenir tout seul et briser son miroir.

Il est bien extraordinaire qu'on traite les opinions en médecine comme dans les sectes religieuses. Eh! que m'importe à moi personnellement, que les cancers soient produits par l'irritation ou par une autre cause? C'est la science, c'est l'humanité que cela regarde. Quand je combats une idée, c'est que je la crois fausse. Si on me démontre le contraire, pourquoi ne l'adopterais-je pas? Si M. Broussais nous connaissait mieux, il saurait que toutes vérités nous sont bonnes, n'importe d'où elles viennent, et que nous ne nous croyons obligé de croire aveuglément aux principes de personne. Si nous suivons ses leçons, c'est afin de comprendre mieux sa doctrine et de tirer tout le parti que nous pourrons de ce qu'il a écrit. Voulant d'ailleurs nous livrer nous-même à l'enseseignement particulier de la médecine, nous essayons de nous bien pénétrer de ses idées, de même que nous étudions attentivement les opinions des autres médecins célèbres; mais dans l'un comme taient rien moins que convaincus, nous nous permettrons, et nous nous croyons obligé d'y répondre en reproduisant le plus fidèlement possible ses idées, ses expressions même, en nous appuyant d'ailleurs sur ses écrits.

En soutenant que les tubercules, les cancers, etc., qu'on rencontre si souvent dans nos tissus, sont eux-mêmes une preuve convaincante que l'inflammation y a existé, quoiqu'il n'y en ait pas d'autres traces, il est étonnant que M. Broussais ne s'aperçoive pas qu'il tombe dans une véritable pétition de principes; il est évident, en effet, qu'il faudrait démontrer que c'est l'inflammation qui produit les cancers, avant que ces corps puissent attester l'existence d'une pareille cause, et c'est précisément là la question. En raisonnant de cette manière, il est par trop évident qu'on ne prouve rien et qu'on tourne dans un cercle vicieux; car, s'il

dans l'autre cas, nous ne voyons pas pourquoi il ne nous serait pas permis de penser différemment que ceux que nous écoutons, surtout quand nous ne demandons pas mieux que de leur soumettre nos raisons; nous ne voyons pas du tout en quoi M. Broussais peut blâmer une pareille conduite, et nous nous permettrons de lui rappeler que la vérité doit avoir un langage simple et calme comme elle. Celui qui la défend doit exposer ses motifs sans passion; il doit employer toutes les ressources de son génie pour démontrer ce qu'il avance; donc, les épithètes injurieuses ne doivent jamais salir sa plume, car, par cela seul qu'on se fâche et qu'on s'emporte, on prouve qu'on a tort.

me plaisait, à moi, de dire que ces corps se sont introduits du dehors au dedans de nos organes, j'aurais le même droit, si on me sommait d'en donner les preuves, en raisonnant d'après ce principe, de soutenir que ces preuves se tirent de la présence même des cancers. Assurément, si un pareil argument ne sortait pas de la bouche de M. Broussais, ce serait perdre son temps que de le réfuter. Mais laissons cet auteur parler lui-même ; il sera plus facile de juger ensuite ses raisons et les nôtres.

« Dans les viscères comme dans les autres parties, il y a des irritations inflammatoires nombréuses ; mais il y en a aussi de non-inflammatoires, qui augmentent et altèrent les sécrétions si elles portent sur la muqueuse ; si elles attaquent au contraire les autres tissus de l'organe, ils s'épaississent et s'altèrent différemment...... Toutes les irritations chroniques peuvent donc exister par elles-mêmes, ou bien être la suite d'une inflammation. Quoiqu'apyrétiques, elles déterminent cependant des sympathies plus ou moins marquées. Dans le poumon, l'irritation peut exister sur la muqueuse, la séreuse, et dans chacun des élémens du parenchyme ; et de nombreuses sympathies seront alors mises en jeu. Dans le foie, il y a peu de sympathies, mais

au moins la sécrétion en sera troublée et l'assi-
milation dérangée.......

Quel rapport y a-t-il entre l'inflammation
et ces tumeurs sub-inflammatoires, ces squirrhes, etc. ? Si nous voulons rapprocher les deux
extrêmes, il est sûr que nous n'en trouverons
pas; mais procédons d'une autre manière, mon-
tons de degrés en degrés, et nous saisirons le
lien qui unit tout l'ensemble. Pour expliquer
ce que nous avons observé sur la pièce qu'on
nous a présentée hier, par exemple, entrons
dans quelques détails : Une inflammation se
développe dans un organe, par exemple sur la
muqueuse pulmonaire, aussitôt les ganglions
voisins sont affectés ; les uns deviennent rouges,
les autres grisâtres, quelques-uns se panachent
en blanc et en rouge, on en voit enfin de tout
à fait blancs. Pendant ce temps la phlegmasie
pulmonaire a disparu et l'autopsie n'en révèle
aucune trace. Eh bien, comparons ces ganglions
développés, ces tumeurs, à celles que je trouve
dans le foie, le rein, etc.; je trouve la plus
grande analogie, la plus grande ressemblance :
alors pourquoi n'admettrai-je pas le même
mode de formation? Mais, dit-on, comment
comparer une affection des ganglions avec celle
d'un organe qui n'en a pas? Mais qu'est-ce que
c'est qu'un ganglion? Ce n'est qu'un amas de

vaisseaux lymphatiques, et n'y a-t-il pas de ces vaisseaux dans tous les organes? Si l'anatomiste ne parvient pas à en démontrer partout, cela ne prouve pas qu'ils y manquent, et moi je soutiens qu'il y en a partout, et qu'il y en a beaucoup; et si l'on en doutait, il suffirait de la ressemblance d'altération qu'ont ces organes avec les ganglions, pour les admettre. Eh bien, c'est dans ces lymphatiques que se développe l'inflammation ; d'ailleurs tout cela dépend entièrement du mode d'inflammation. Si elle est très-intense, phlegmoneuse, tout est fondu, lymphatique et parenchymé. Si les vaisseaux sanguins sont principalement attaqués, l'organe se transforme en une masse rouge; si elle est lente et peu forte, elle fait seulement développer les lymphatiques, qui s'altèrent de différentes manières, se désorganisent, deviennent, comme on dit, encéphaloïdes, car ces encéphaloïdes ne sont autre chose que des ganglions lymphatiques développés: mais ils peuvent aussi devenir pierreux, cartilagineux, etc., faudra-t-il donc admettre autant de maladies différentes qu'il y a de terminaisons diverses? Non certainement, c'est toujours la même maladie avec des nuances variées, et qui développe des désorganisations différentes. Il ne faut pas toujours vouloir rencontrer en même temps que ces désordres, une inflammation à l'état phlegmoneux, car alors elle a disparu, les traces en sont loin, les résultats seuls restent. Nous voyons dans un organe les parties qui avaient le plus de vaisseaux sanguins suppurer, et celles où abondent les lymphatiques blanchir, former des tubercules. Les traces phlegmoneuses s'évanouissent et les dernières productions restent seules Eh bien, c'est ce que nous avons vu sur la pièce d'hier; nous y avons vu que les vaisseaux étaient enflammés. On nous a dit qu'il n'y avait pas de phlegmasie du tube digestif : c'est possible; mais nous eussions voulu le voir, car *nous ne reconnaissons pas l'inflammation comme tout le monde, nous avons une manière particulière de la reconnaître.* Sur cette pièce nous avons vu des points rouges, c'est là que l'inflammation avait été violente, et dans les autres points où étaient les tumeurs blanches, jaunes, etc., il n'y avait plus de traces inflammatoires, mais bien seulement les désorganisations dont nous parlions tout à l'heure. Ce n'est plus l'inflammation qui est là : elle est loin; c'est l'irritation chronique, c'est la sub-inflammation qui explique ces tumeurs. »

En admettant comme démontrées toutes les assertions qui précèdent, nous croyons qu'aucune ne peut rigoureusement être appliquée à l'observation qu'on voulait expliquer; il y a même, si je me trompe , quelques contradictions, apparentes au moins , dans ce que vient de dire à cet égard M. Broussais. Ainsi, par exemple, « si l'irritation envahit les vaisseaux sanguins , l'organe est transformé en masse rouge; ce n'est pas l'inflammation phlegmoneuse , l'irritation sanguine qui produit les tubercules, les encéphaloïdes, etc., c'est l'irritation des lympatiques, la sub-inflammation » ; il conclut que les traces d'inflammation rouge ne sont pas nécessaires à l'explication du fait.

Cependant on voit qu'il les cherche, ces traces, avec beaucoup de soin, et quand il en trouve il sait bien leur faire jouer un grand rôle. Il en admet même sur de bien faibles indices, car, entre autres, cette rougeur des vaisseaux dont il parle était artificielle et tenait à ce qu'ils avaient macéré dans de l'eau rougie par du sang qu'on y avait délayé en lavant d'autres pièces; enfin, ce n'était très-certainement qu'une teinture factice et non une coloration physiologique; ce qui le prouve, c'est que, lors de l'ouverture, cette tunique interne des vaisseaux avait la couleur blanc-jaune légèrement verdâtre, indiquée dans l'observation ; ce qui le prouve encore, c'est que pour nous assurer qu'il n'y avait pas eu d'illusions de notre part au moment de l'autopsie, nous retournâmes le lendemain comparer les pièces sur le cadavre, et nous pûmes nous assurer que toutes les artères et les veines qui n'avaient point été enlevées , conservaient la teinte que tout le monde leur avait reconnue la veille au matin, tandis que le dedans des autres avait en effet une couleur assez foncée ; c'est ce dont chacun a pu se convaincre. En outre, M. Broussais a pu remarquer que la membrane interne du système vasculaire qu'il a observée, était lisse, non épaissie, jouissait de toute sa souplesse, etc.; une simple coloration sans autre altération de texture, ne prouve pas toujours qu'il y avait inflammation.

Eh d'ailleurs, quand même cette inflammation aurait existé, que prouverait-elle ? « En déterminant une congestion dans les capillaires, elle aurait pu symphatiquement produire la subinflammation et les cancers », dit M. Casimir Broussais.

Il est facile de voir que cette idée tombe d'elle-même, si on fait attention que si la teinte dont parle M. Broussais eût été un résultat de l'inflammation, il faudrait en conclure que ce phénomène y existait à un très-haut degré, car il était général; or, une inflammation de tout le système vasculaire n'aurait certainement pas lieu, sans que des signes particuliers ne l'eussent fait connaître; cependant, chez ce sujet, on n'a jamais rien vu qui pût faire soupçonner une lésion des organes de la circulation, au-dessus du bassin; et pour ce qui était des canaux plus inférieurs, M. Broussais est convenu lui-même que les corps qui les remplissaient étaient indépendans de toute phlegmasie.

Il n'y avait donc pas d'inflammation aiguë; si l'inflammation chronique ou la sub-inflammation y existait, il fallait qu'elle fût récente; car si elle eût été ancienne, la couleur du tissu n'aurait pas été seule altérée, la tunique interne aurait été désorganisée dans quelques points, épaissie, eût été plus cassante et moins flexible; enfin, elle aurait au moins perdu de son poli et de son luisant. De deux choses l'une : cette phlegmasie est quelque chose ou elle n'est rien. Dans le premier cas, elle ne peut avoir existé plus de six mois dans un organe sans y laisser de traces; or, si elle n'y est pas depuis ce temps, elle est évidemment consécutive à l'origine des squirrhes, et conséquemment elle ne peut pas les avoir fait naître. Dans le second, elle détruit tout espoir de s'en

servir. On voit donc que l'inflammation arté-
rielle n'est ici que supposée; qu'en outre, en
l'admettant, on ne peut d'aucune manière la
faire entrer comme élément dans la question.

M. Broussais laisse entrevoir qu'il croyait
aussi la muqueuse gastro-intestinale enflammée.
La phrase qui renferme cette pensée nous a
paru fort singulière, et nous avons été surpris
de l'entendre dire qu'il aurait voulu voir lui-
même cette membrane, pour être sûr qu'il n'y
avait pas de phlegmasie; il avait oublié, sans
doute, que nous lui avions proposé de la lui
porter et qu'il avait répondu que la chose était
inutile; et que cette réponse, il l'avait faite en
public, en présence de ses élèves. Il a, dit-il,
une manière particulière de reconnaître les in-
flammations de la muqueuse gastro-intestinale!
Il me semble, dans ce cas, qu'il a tort de faire
un crime aux autres médecins de n'en pas voir
partout où il croit en rencontrer. En effet,
tant qu'il ne leur aura pas indiqué cette manière, la faute lui en revient toute entière...
Mais ce n'est pas à la lettre, sans doute, qu'il
faut prendre une telle assertion; elle doit avoir
un autre sens, et nous aimons mieux croire qu'il
voulait accuser notre inexactitude ou notre
prévention; quoi qu'il en soit, il suffira de je-

ter les yeux sur les détails de l'autopsie, pour voir que cette muqueuse a été examinée avec soin ; d'un autre côté, que M. Broussais n'oublie pas que cet examen a été fait en public ; que plusieurs élèves qui partagent ses idées médicales étaient présens ; qu'il se souvienne aussi que nous étions prêts à lui soumettre ces parties ; que nous l'aurions désiré même, car nous cherchons la vérité de quelque bouche qu'elle sorte.

D'ailleurs, quel rapport y aurait-il entre cette phlegmasie et les cancers de la thyroïde, des plèvres, des poumons, etc.? Si elle existait, elle était aiguë ou chronique ; or, une inflammation aiguë qui ne laisse pas de traces après la mort, ou qui en laisse de si légères qu'elles peuvent être contestées, n'est certainement pas d'ancienne date ; en l'admettant ici, elle n'eût donc été qu'effet ou coïncidence, et non pas cause. Au reste, il est trop évident qu'il n'y en avait pas pour combattre plus long-temps cette idée.

Si elle était chronique, si c'était enfin une sub-inflammation, il aurait fallu, pour qu'elle fût cause du mal, qu'elle existât depuis un grand nombre de mois ; mais une telle affection qui dure depuis si long-temps, devait être bien légère, puisque le tissu qui en était le siége n'offrait aucune altération dans sa texture, pas même dans sa couleur. Or, la supposition d'une lésion aussi légère peut-elle expliquer une désorganisation aussi générale et aussi profonde? M. *Broussais* n'est pas dans l'intention de le soutenir, je pense, et quand il veut se servir ici d'une phlegmasie des voies digestives, il prétend sans doute qu'elle a existé autrefois, mais qu'elle s'est évanouie ainsi que toutes ses traces, à l'exception des tumeurs en question.

Cet argument est un de ceux sur lesquels M. Broussais et plusieurs des médecins qu'il appelle physiologistes, insistent le plus; non-seulement ils l'appliquent à la membrane du tube digestif; mais ils semblent aussi le rattacher, dans l'observation précédente, à chacun des organes malades en particulier. On a lieu de s'en étonner, car il est clair qu'il ne repose que sur une supposition. Quoi qu'on en dise, il est certain qu'une assertion semblable ressemble plus à un subterfuge au moyen duquel on cherche à sauver un principe, qu'à de sérieuses raisons qu'on appelle au secours de la vérité. En effet, il faudrait d'abord prouver qu'elle a eu lieu, cette inflammation, à une époque quelconque de la vie; il faudrait même démontrer qu'elle était portée à un assez haut degré, car, de l'aveu de M. Broussais, les irritations non inflammatoires ne déterminent qu'un petit nombre de sympathies, encore sont-ce des sympathies spéciales et peu éloignées : il faudrait de plus qu'elle eût persisté longtemps et qu'elle eût été très-étendue. Eh bien ! que fait une maladie semblable? elle réagit sur le cœur et produit la fièvre, elle augmente les sécrétions folliculaires et détermine la diarrhée ; la peau devient chaude et plus sèche, la nutrition s'altère et les malades vont au marasme. Or, il est certain que ces phénomènes n'ont jamais existé chez cette femme, à moins qu'on ne veuille regarder comme tels les symptômes qu'elle éprouvait depuis quelques mois ; mais il est facile de voir que ces symptômes indiquaient un effet des tumeurs et non pas leur cause. Nous pensons que personne ne se chargera de défendre une idée aussi dénuée de fondemens que celle qui soutiendrait le contraire ; en conséquence, nous ne nous y arrêterons pas davantage.

Quand la muqueuse intestinale s'enflamme, dit M. Broussais, les ganglions mésentériques se gonflent ; ils rougissent d'abord, puis ils se panachent en blanc et dégénèrent en tubercules, en encéphaloïdes, etc. Il est bien vrai que les ganglions abdominaux se gonflent, rougissent et suppurent quelquefois sous l'influence d'une phlegmasie intestinale; mais il s'en faut que cela soit constant, et tout le monde sait que très-souvent on trouve une inflammation violente à l'intérieur de ces organes, quoique les ganglions correspondans soient dans l'état naturel : s'il fallait de nouvelles preuves pour appuyer cette assertion, nous pourrions en donner une, recueillie aujourd'hui même sur un cadavre dont la muqueuse était rouge, presque livide, depuis le jéjunum jusqu'au rectum, et criblée d'ulcérations dans un grand nombre de points, tandis que les ganglions mésentériques étaient parfaitement sains. En outre, quand ce gonflement a lieu, il s'arrête dès que la phlegmasie tombe, et la résolution s'en opère si le sujet est bien constitué, s'il n'est pas épuisé; quelquefois au contraire la suppuration s'en empare, et dans ce cas il arrive de deux choses l'une : ou bien il se forme un abcès, parce que l'inflammation se localise dans la sphère du ganglion malade, et alors les tissus sont assez altérés pour qu'on ne s'y trompe pas; ou bien le pus formé se concrète par l'absorbtion de la partie la plus fluide, et alors il en résulte une masse plus ou moins considérable de matière caséeuse, que quelques personnes, qui ne se sont pas habituées à en reconnaître les différences, peuvent confondre

avec les tubercules, mais qui en sera facilement distinguée par celles qui se livrent avec
zèle et bonne foi aux recherches d'anatomie
pathologique. Souvent, dans ce dernier cas, ces
productions morbides diminuent chaque jour
de volume et finissent par disparaître ; elles peuvent aussi se durcir, se pétrifier, comme on
dit, et alors elles restent comme corps inerte, et
l'économie les supporte longues années sans
en être affectée; ou bien enfin, après être restées
quelque temps stationnaires, elles recom-
mencent à croître, à se développer; mais alors
c'est aux dépens des élémens organiques qui
les entourent, et toujours on trouve ces élémens plus ou moins désorganisés. Il y a certainement loin de ces résultats phlegmasiques à
la production des cancers. Ensuite ; qui oserait
affirmer que rien de semblable ait eu lieu
chez cette malade? Où en sont les signes pendant la vie? Où en trouver les traces après la
mort? Ce n'est pas dans le mésentère, en effet,
que sont ici les squirrhes, et si les organes
digestifs en présentent quelques-uns, ils sont
interposés entre les membranes muqueuse et
charnue, ou bien ils sont appendus à la séreuse; de manière enfin qu'aucun d'eux n'a de
rapport réel avec les ganglions lymphatiques,
lesquels, selon toute probabilité, n'ont ja-

mais été malades. Tout ce que nous venons de dire est applicable au foie. Qu'une phlegmasie duodénale retentisse dans ce volumineux organe, nous voulons bien l'admettre ; mais pour qu'elle y produise des masses aussi volumineuses et en aussi grand nombre, il ne faut pas qu'elle soit légère, ou bien alors elle a duré long-temps : dans les deux cas, quelques symptômes l'auraient indiquée pendant la vie, et quelques traces en auraient été rencontrées après la mort. Dira-t-on que l'irritation transmise de l'intestin à l'organe formateur de la bile, est restée dans ce dernier, tandis qu'elle s'est dissipée dans l'autre ? « Mais l'hépatite produit au moins, dit M. Broussais, l'altération dans la sécrétion biliaire. » Qui peut attester cette altération biliaire ? La teinte de la peau, le trouble des digestions, la diarrhée, ou la constipation et la couleur des excrémens. Eh bien ! a-t-on rien vu d'analogue chez cette femme ? Pourtant, si cette phlegmasie a jamais existé comme cause des encéphaloïdes, elle n'a pas dû naître et disparaître le même jour.

Pour qu'une inflammation du foie se termine par la formation d'un ou de plusieurs foyers purulens susceptibles de se convertir en noyaux caséeux, il faut déjà qu'elle soit assez vive, comme on sait : or, pour produire tous ceux dont je parle, elle devait nécessairement avoir envahi tout le parenchyme ; il me semble qu'on peut bien affirmer que cet état n'a point existé chez ce sujet. Puis dans le foie comme ailleurs, nous croyons que M. Broussais fait une fausse application de l'analogie. Ainsi il a raison lorsqu'il dit que du pus étant formé, la phlegmasie s'éloigne des tissus qui l'ont produit, et que les traces disparaissent pendant que ce pus se rassemble en foyer ou se concrète en masse. Cela se voit, en effet quelques fois ; mais dans ce cas - là même il reste toujours une couche de l'organe plus ou moins épaisse autour de ce produit, laquelle ne revêt pas les caractères naturels; ensuite, pour que les choses se passent ainsi, il faut que la maladie tende à diminuer, car si la matière continue de s'accumuler dans un point, elle ne peut le faire que par les élémens organiques au milieu desquels elle est placée : dans ce cas c'est que l'inflammation persiste, ou bien elle revient si elle s'était dissipée ; or, les nombreux cancers du foie avaient ici manifestement continué de croître depuis leur origine jusqu'à la mort. Cependant le tissu naturel offrait les caractères ordinaires avec une telle évidence, que M. Broussais n'a cru lui-même voir les traces d'inflammation qu'autour de trois tumeurs, encore s'est-il demandé à leur occasion, si cette rougeur (car ce n'était qu'une simple rougeur) n'était pas plutôt un effet qu'une cause?

Ce doute nous paraît devoir être remarqué, car s'il naît dans l'esprit de M. Broussais, il peut bien se manifester à la pensée des médecins qui ne font pas jouer un aussi grand rôle à l'inflammation. Pour nous, nous croyons pouvoir affirmer que cet état était une dépendance, un effet enfin, et que les tumeurs doivent en être regardées comme la cause. Nos raisons sont qu'une lame du foie un peu plus colorée que dans l'état naturel, sans que les autres caractères du tissu soient changés, ne peut avoir produit un corps dur, organisé, gros comme le poing; que cette lame n'offrait les traces que d'une congestion, qui pourrait même encore être contestée; or, une congestion ne suffit pas pour former du pus, il faut une véritable inflammation, ou une altération de tissu d'un autre caractère, mais une altération évidente. Cependant ici on voit qu'il y avait plus que du pus, qu'il y avait des masses dont la formation doit être bien plus difficile que celle du pus et coûter bien davantage à l'économie, si le mécanisme de leur production est le même. Enfin, pour que cette rougeur eût concouru d'une manière quelconque à la production des cancers, il faudrait au moins prouver qu'elle

existait depuis et même avant leur origine , et
je ne pense pas que cette idée vienne à l'esprit
de qui que ce soit , parce qu'en dernier lieu on
devrait être bien moins surpris en voyant de
l'inflammation autour de masses semblables que
de n'y en pas rencontrer; car, n'est-il pas évident
qu'en se développant, malgré la lenteur qu'elles
y mettent , elles agissent, ces tumeurs, à la manière des causes irritantes mécaniques , en pressant ou distendant les tissus pour se former une
habitation ?

M. Broussais a dit que la rougeur était plus
foncée autour des plus petits encéphaloïdes, qui
étaient mous encore et comme purulens ; que
les plus gros, au contraire, étaient enveloppés
par le tissu sain ; qu'ils étaient plus consistans,
comme panachés en rouge et en blanc, etc. ;
d'où il concluait que l'inflammation qui avait
présidé à la formation de tous, existait encore
aux environs des premiers, qu'il regardait comme
naissans, au lieu que dès long - temps elle avait
abandonné les seconds, qui, après leur première
existence , avaient pu se passer d'elle.

Il y a là plusieurs erreurs matérielles, qui
tiennent, nous aimons à le croire, à ce que
M. Broussais n'a pu voir assez long-temps les
objets dont il s'est cru obligé de donner l'explication le lendemain. Cette version nous
semble plus naturelle que d'en accuser sa pré-

vention, comme l'ont fait plusieurs personnes qui nous en ont parlé. En tout cas, ces erreurs doivent être relevées, afin de ne pas changer l'état de la question.

D'abord il est tout à fait faux que les petits corps cérébriformes fussent plus mous que les autres, ils étaient au contraire généralement d'autant plus denses, mieux organisés et plus solides, qu'ils étaient plus petits. Il n'est pas vrai non plus que la rougeur fût plus ou moins marquée en raison de leur volume. Ensuite il semblerait que M. Broussais ne s'est pas aperçu que ces couches rouges, qu'il dit panacher les masses blanches, n'étaient autres que des lamelles de l'organe, lesquelles lamelles étaient interposées entre les productions nouvelles, tout en conservant néanmoins leurs caractères de l'état normal au milieu de ce désordre. Au surplus, quand même il ne se serait pas trompé sur le fait, quelle application en pourrait-il faire? Peut-on admettre que l'inflammation s'est développée à quinze, vingt, cent reprises différentes, ou bien en trois cents ou en mille endroits à la fois, au degré convenable pour y déterminer la formation d'autant de grumeaux de pus, ou de petites masses blanches, et qu'ensuite elle s'y est graduellement éteinte, de manière à ne laisser d'autres traces que ce prétendu produit? Cette supposition,

et il faut bien convenir que ce n'est qu'une supposition, nous semble assez malheureuse, car
où sont les preuves qu'une phlegmasie qui vient
de produire un tissu normal, du volume d'une
noisette, par exemple, va disparaître, précisément au moment où ce corps acquiert la grosseur d'un œuf et même davange? Comment gros-
sit-il alors si l'inflammation n'y est plus? et s'il
peut croître sans elle, pourquoi ne pourrait-il
pas naître sans la participation de ce phénomène?
De plus, il faudrait prouver que tous ces corps
ont été primitivement du pus, car il est par trop
évident que ce n'est pas un tissu naturel transformé. Or, si dans aucun temps il en eût été
ainsi, on le verrait encore; les plus petits, ceux
qui ne font que naître, seraient encore fluides,
et ils sont justement plus solides et mieux organisés que les plus volumineux, dont quelques-
uns commencent à se décomposer.

De ce qui précède on peut conclure, ce
nous semble, qu'aucun des cancers contenus
dans l'abdomen n'a été produit par l'inflammation phlegmoneuse, soit actuelle, soit antérieure, par la raison qu'elle n'a jamais existé
dans les intestins, dans le mésentère, dans le
péritoine, ni dans le foie, soit qu'on la recherche
à la manière ordinaire, soit même d'après les
principes de M. Broussais.

Est-il besoin de dire que tous ces détails s'appliquent rigoureusement au poumon ? Il y a même pour cet organe beaucoup moins en faveur de l'inflammation , il y a aussi bien moins à discuter sous ce rapport , M. Broussais n'ayant pas reconnu là de traces phlegmasiques, ni dans le parenchyme, ni dans la plèvre , ni dans les bronches ; il n'a cru en voir que dans les vaisseaux ; mais nous avons indiqué la cause de cette erreur. En conséquence on ne pourrait admettre l'inflammation phlegmoneuse dans l'organe respiratoire qu'en supposant qu'elle est disparue depuis long-tems ; mais cette supposition serait encore ici bien plus dénuée de fondement que pour les organes précédens : en effet, si les irritations du tube digestif, du foie, peuvent exister quelquefois pendant un certain laps de temps sans faire naître de grands troubles dans l'économie , il n'en est pas de même de l'organe respiratoire , lequel manifeste promptement ses souffrances dès qu'il est irrité un peu vivement.

Si les encéphaloïdes dépendaient dans ce lieu d'une pneumonie aiguë passée à l'état chronique, il faudrait qu'elle eût été bien étendue, qu'elle eût compris toute l'épaisseur des deux poumons , puisque la lésion les occupait dans tous les points : or , il est certain qu'une maladie aussi grave n'existe pas à l'insçu du malheureux

qui la porte, surtout quand il est irritable et
sensible comme l'était la femme en question;
cependant il n'y a jamais eu le moindre signe
d'affection de poitrine chez ce sujet, pas même
un léger rhume, excepté à partir du moment
où l'existence des cancers n'était plus douteuse.
On peut donc affirmer qu'il n'y a point eu d'inflammation pulmonaire avant ni après la naissance des cancers du thorax.

Personne ne sera tenté non plus, je pense,
de la chercher dans le rein, le pancréas, les
plèvres, le cœur, la dure-mère, l'occipital, la
thyroïde ou les muscles. De sorte que nous ne
croyons pas devoir combattre une opinon que
personne ne défendra, et nous allons de suite
examiner le rôle qu'a pu jouer ici la sub-inflammation.

On sait que M. Broussais appelle ainsi « les
irritations chroniques apyrétiques, les irritations
chroniques non inflammatoires. » Il affirme que
ces affections produisent l'endurcissement du
tissu cellulaire, appellent les fluides blancs
dans la partie où elles se sont fixées ; altèrent,
augmentent, dénaturent les sécrétions si elles
portent sur les muqueuses dans les viscères;
épaissit, change différemment les autres tissus
quand ils en deviennent le siége ; détermine
un épanchement dans les séreuses ; enfin il

prétend qu'elles sont toujours accompagnées de quelques désordres dans l'économie. Il convient ensuite que ces désordres, tantôt sympathiques et tantôt locaux, se remarquent toujours, ou pendant la vie, ou après la mort. Il nous semble qu'en raisonnant, même dans l'hypothèse de M. Broussais, on ne trouve pas les preuves de la sub-inflammation dans l'observation que nous examinons. En effet, chez cette femme, les sécrétions n'ont jamais été altérées, la nutrition s'est toujours bien faite; aucune sympathie ne s'est manifestée, pas une fonction n'a été troublée; en un mot, elle jouissait d'une santé florissante et robuste, et il n'est pas douteux que, dès l'apparition des premiers accidens, il y avait déjà plusieurs cancers de formés. Sur le cadavre, dans les séreuses, il n'y avait pas d'épanchement; dans les muqueuses, aucune lésion; dans les viscères, point d'épaississement des tissus, qui étaient sains; point d'endurcissement de l'élément cellulaire; enfin, ces organes n'étaient, en aucune manière, désorganisés. Ensuite, il faut bien remarquer que tous les cancers de ce sujet, sans en excepter un seul, étaient des corps accidentels, et non pas de simples transformations; que la plupart d'entre eux pouvaient être enlevés du lieu où ils s'étaient formés, sans

rien déchirer, et que les poches qui les ren-
fermaient pouvaient ensuite être confondues
parmi les autres élémens organiques sains.
Ainsi, dans le crâne, la dure-mère était aussi
unie, aussi blanche, aussi nacrée, aussi humide, aussi saine enfin sur et autour des cancers qui l'occupaient, que partout ailleurs.
L'occipital également est aussi dur et aussi sain
autour du cancer qui l'a percé, que chez le
sujet le mieux constitué.

Dans la thyroïde, ces corps y sont si bien
isolés, qu'après les avoir enlevés, ils sont aussi
réguliers, aussi lisses qu'un grain de raisin sans
pédicule ; et l'organe alors est si parfaitement
semblable à la glande la plus saine, qu'il est
impossible d'indiquer la moindre différence.
Il en était de même des plèvres, du péritoine,
de la vésicule du fiel, de l'estomac et des intestins. On a vu que, dans les muscles des cuis-
ses, les cancers étaient interposés dans leurs
fibres comme autant de haricots qu'on y aurait
portés par la pensée ; que ces fibres musculaires
étaient écartées pour loger ces petits organes
nouveaux, mais qu'aucune n'était désorganisée ; qu'au contraire toutes avaient conservé
leur couleur, leur souplesse et tous leurs autres
caractères naturels. La même remarque est applicable au cœur, dans le tissu duquel il n'y

avait pas la plus légère trace de lésion , pas une gouttelette de pus, pas un point qui eût changé de couleur. Dans le poumon et le foie seulement, la confusion était plus grande, parce que les productions nouvelles y étaient en plus grand nombre ; cependant les tissus de l'état normal se retrouvaient partout, et il était facile de voir que leurs couches n'étaient que pressées ou écartées, et qu'elles n'avaient pas subi de transformation. M. Broussais, sans doute, n'aura pas fait attention que ces encéphaloïdes avaient une périphérie égale, régulière ; qu'ils n'adhéraient pas plus intimement aux tissus naturels qu'une balle ou autre corps étranger qui y aurait séjourné quelques mois ; qu'ils réunissaient tous les caractères de l'organisation comme corps solides ; qu'en un mot ce n'était pas du pus, ni liquide, ni concret ; que ce n'étaient pas non plus des portions de tissu normal dégénéré, mais bien des corps de nouvelle formation , qui étaient dans le principe ce qu'ils sont encore à présent, c'est-à-dire des productions spécifiques, dont la nature a toujours été la même , et qui n'ont changé que pour le volume. En effet, si l'on fait attention à toutes ces particularités, on voit bien que la sub-inflammation n'est plus d'aucun secours ; car ce qui caractérise ce phé-

nomène , c'est sa lenteur et son peu d'intensité.
Or , nous ne croyons pas qu'une irritation de
ce genre puisse être regardée par personne
comme capable de produire un aussi grand
nombre et d'aussi volumineuses masses dans
tous les tissus ; encore faudrait-il qu'elle fût
générale, cette irritation, et, dans ce cas, elle
aurait été indiquée par quelques signes avant
la naissance de ces corps. Il est possible que la
sub-inflammation transforme une partie ou la
totalité d'un organe en une masse blanche ou
autre, en altère d'une manière quelconque l'organisation, y détermine des exhalations d'une
nature variée, y appelle des fluides blancs surtout, etc. ; mais quel rapport y a-t-il entre
ces lésions et celles que nous examinons?
Dans tous ces cas, si on suit la dégénérescence
du centre à la circonférence, on voit graduellement reparaître les caractères naturels de l'organe. Si, dans le poumon, par exemple, les
fluides blancs y abondent, il en résulte œdème,
infiltration, décomposition du tissu ; alors, si
la maladie occupe un grand nombre de points
simultanément , ils ne manquent pas de se
confondre ; et si quelquefois ils restent isolés ,
le tissu qui les sépare est d'autant plus malade,
qu'on se rapproche davantage du point désorganisé. Il est bien évident que rien de tout

cela n'existait sur les pièces dont nous parlons. Les masses n'étaient point des portions d'organes dégénérés, mais bien des produits déposés dans le lieu qu'ils occupent, des produits accidentels par conséquent, organisés, indépendans, jusqu'à un certain point, de tout autre élément solide, et de telle sorte que si on avait pris la précaution de les ôter tous, on aurait pu remarquer dans les organes des déchirures et des lacérations; mais, du reste, on aurait pu y reconnaître toutes leurs parties dans l'état naturel ; ils auraient paru venir, enfin, d'un sujet robuste et bien constitué. Nons insistons surtout pour qu'on n'oublie pas que ces cancers étaient un produit, et non pas une dégénérescence ou une transformation. Sous ce rapport, le fait nous semble incontestable. Or, la sub-inflammation est une altération matérielle, ou bien elle n'est qu'une abstraction. Les entités morbides ont été trop vigoureusement combattues par M. Broussais, pour qu'il cherche à défendre la dernière assertion. En admettant la première, il faut convenir que la sub-inflammation a persisté long-temps pour concevoir la formation de tant de matière. Alors, comment se fait-il donc qu'aucun tissu n'était altéré? Où sont donc les traces de cette lésion, de cette modification pathologique ? On répond : Le phénomène a disparu, les traces en sont loin, les résultats seuls restent. Quels résultats ?.... Les cancers. Mais c'est là la question en litige, et nous retombons dans la pétition de principes.

Si la sub-inflammation ou l'inflammation produisent du pus, par exemple, et qu'elles disparaissent complètement ensuite, il arrivera de deux choses l'une : ou bien ce fluide sera résorbé sans être rassemblé en foyer, et la guérison sera parfaite ; ou bien il se fera une collection, alors une partie de la matière disparaîtra par absorption également, et l'autre se concrètera, deviendra solide d'une manière quelconque. Dans tous les cas la quantité produite deviendra moindre ; très-certainement au moins elle n'augmentera pas, car si l'effet augmente, on ne peut nier la persistance de la cause ; si la sub-inflammation produit les premières molécules d'un cancer, toutes celles qui viendront s'y adjoindre par la suite, rapidement ou avec lenteur, devront nécessairement dépendre du même phénomène ; ou si quelques-unes peuvent se former sans lui, pourquoi serait-il indispensable à l'origine des autres ? Ici, d'une part, il est évident que les masses encéphaloïdes ont continué de croître jusqu'à la mort du sujet ; de l'autre, il est sûr qu'aucun tissu n'a présenté les traces de la sub-inflammation. Nous pensons donc que la sub-inflammation se réduit ici à une supposition, que cette supposition n'est aucunement fondée, et que sa fausseté est trop manifeste pour qu'il soit utile d'en parler plus long-temps.

Mais M. Broussais veut que l'irritation sub-inflammatoire puisse affecter isolément les filets nerveux, les capillaires sanguins et les lymphatiques; il soutient en même temps que c'est l'affection de ces derniers qui produit les encéphaloïdes, etc. : cette assertion nous semble tout aussi peu démontrée que la précédente.

D'abord, c'est une assertion qui est restée jusqu'ici sans preuve directe. Il est vrai qu'une phlegmasie peut exister sur une muqueuse, sur une séreuse, sur la peau, enfin sur une surface libre quelconque; elle peut même y rester long-temps, ainsi que dans les gros troncs vasculaires, sans se transmettre aux autres tissus; mais est-il bien physiologique d'admettre que les bronches, par exemple, réduites en capillaires, puissent être toutes, ou presque toutes, enflammées, sans qu'aucun autre élément de l'organe soit affecté? Peut-on raisonnablement soutenir cette supposition pour les capillaires d'aucune espèce? Est-ce que dans un parenchyme tout n'est pas mêlé? Est-ce qu'en dernière analyse tous les filamens vasculaires sanguius ou lymphatiques ne sont pas formés de tissu cellulaire? Est-ce qu'il est possible même, par la pensée, de concevoir que les derniers soient le siége d'une altération aussi grave, sans que les premiers y aient aucune participation? En outre, si les lymphatiques étaient le siége du mal, il en est dans le poumon et le foie un grand nombre sans doute, dans les points qui séparent chacune des masses indiquées : s'ils étaient altérés d'une manière quelconque, on l'aurait reconnu, je pense, sur le cadavre; et s'ils ne l'étaient pas, qui prouve le rôle qu'on cherche à leur faire jouer dans cette maladie? Il ne sera pas plus facile de se rendre compte de la lésion, à l'aide de l'irritation lymphatique sans trace d'altération de ce système, qu'au moyen de toute autre modification irritative. D'ailleurs, avant d'aller plus loin, il aurait fallu prouver que dans l'observation qui nous occupe, le mal était dans les lymphatiques plutôt qu'ailleurs : or, c'est ce qu'on n'a point fait, et il nous semble qu'on peut affirmer le contraire. M. Broussais nous objecta que ce sujet devait être d'une constitution molle et lymphatique ; nous répondîmes qu'il n'était rien moins que cela ; alors il répliqua : « C'est une condition nécessaire ; il fallait bien qu'il le fût!.... » Il fallait bien!..,. Peut-

être M. Broussais a-t-il une manière particulière
de reconnaître le tempérament lymphatique ;
pour nous, nous avions toujours cru qu'un individu sec, bien musclé, dont la fibre est rigide
plutôt que souple, dont la peau était naturellement bien colorée, chez lequel toutes les
fonctions s'exécutaient avec aisance et promp-
titude, ne devait pas être ainsi caractérisé.
Ensuite, est-ce dans les petits canaux de la
lymphe ou dans les ganglions qu'étaient ces
cancers ? M. Broussais pense, comme on a pu
voir, que c'est dans les ganglions ; et, chose
assez étrange, il affirme que les encéphaloïdes
ne sont autre chose que ces mêmes ganglions
malades et plus ou moins développés. Comment!
c'étaient des ganglions développés, ces deux
cancers de la dure-mère, dans laquelle ces organes ne paraissent pas exister ? Et celui de
l'occipital était-il un ganglion encore? Et les
squirrhes de la thyroïde, du pancréas, du rein,
du cœur, etc., c'étaient donc aussi des ganglions développés ? Et dans les muscles de la
cuisse, y a-t-il des ganglions pour expliquer les
petits cancers qu'on y a rencontrés? M. Broussais sait bien qu'on n'admet pas des lymphatiques, ou au moins des ganglions dans tous
ces organes. Pour lui, il affirme *qu'il y en a, et
qu'il y en a beaucoup.* Il ne les a pas vus, mais

il les suppose, et le seul développement de ces tumeurs suffirait de reste pour le prouver, car elles ne se forment que dans ce tissu !!!.. Toutes ces allégations paraissent avoir pour fondement quelques erreurs matérielles. Ainsi, M. Broussais dit : « Une membrane muqueuse s'enflamme, aussitôt les ganglions voisins se gonflent, puis ils deviennent rouges, etc.; l'inflammation primitive tombe, mais celle du ganglion reste, il suppure ou s'endurcit, peut devenir blanc, passer à l'état pierreux, etc. Eh bien ! il peut aussi devenir encéphaloïde, squirrheux, etc. » Il semble que ce médecin n'a pas voulu se donner la peine d'étudier les caractères différens des divers tissus hétérologues; ce qui nous le ferait croire, c'est que dans la question actuelle il commença par qualifier de matière tuberculeuse les productions que nous eûmes l'honneur de lui présenter. On aurait tort d'ailleurs de s'en étonner, puisque, pour lui, le pus, les tubercules, les squirrhes, les encéphaloïdes, les mélanoses, ne sont que de légères modifications de la même altération, des produits de la même cause ; cependant il semble qu'il lui importe autant qu'à qui que ce soit de connaître minutieusement toutes les particularités qui distinguent, ou du moins qui semblent distinguer ces différens produits ; car ne faut-il pas savoir ce qu'est une chose pour la juger ? Il est fâcheux d'être obligé de dire à M. Broussais, dans cette circonstance, que s'il est des médecins qui *affectent* de regarder l'estomac comme insensible, afin de justifier l'emploi qu'ils font des stimulans, il est également trop vrai que d'autres médecins *affectent* de tout confondre, pour justifier le peu d'attention qu'ils apportent dans l'examen de produits essentiellement différens. Mais ce n'est pas le moment d'examiner ici cette question, qui rentre tout-à-fait dans celle de la spécificité; néanmoins on peut bien dire en passant, sans craindre d'être démenti par personne, que rien n'est si rare que de voir des cancers se dévelop-per dans les ganglions, à la suite d'inflammation des muqueuses, tandis que rien n'est si commun que d'en trouver dans les autres tissus, et quelquefois même aussi dans ces ganglions, sans cause connue.

Quand M. Broussais avance que l'existence des squirrhes prouve celle des lymphatiques dans les organes où ils se montrent, je pourrais lui répondre par une simple dénégation........ Mais nous aimons mieux entrer dans quelques détails. D'abord, s'il est difficile de nier qu'il y ait des lymphatiques partout, du moins on peut affirmer que beaucoup d'organes ne renferment pas de ganglions; il est certain, par exemple, qu'il n'y en a pas dans le crâne, dans la thyroïde, dans le tissu du cœur, dans les muscles couturier, grêle interne, droit antérieur, biceps, demi-membraneux, demi-tendineux de la cuisse; il est à peu près sûr encore qu'il n'y en a point dans le tissu propre des poumons, du foie, du rein, du pancréas, ainsi qu'entre les diverses tuniques du tube digestif; ce qui le prouve, c'est que les fonctions de ces petits organes ne les appellent point dans le parenchyme des viscères, et ne leur permettent pas même de s'y développer; c'est que les ganglions sont des corps visibles, et jamais l'anatomiste le plus exercé n'a pu en démontrer dans les parties que je viens d'indiquer; c'est que les lymphatiques que Mascagny, Cruikshank et beaucoup d'autres ont pu suivre dans le poumon, le foie et le rein, étaient réguliers, assez volumineux, mais ne présentaient pas, à part ce qui est dû aux valvules, un renflement, pas une nodosité; c'est que, s'il y avait des ganglions là où on n'en trouve pas, on verrait ces corps, en pénétrant les organes, devenir de plus en plus petits et finir insensiblement par se perdre. Or, cela n'existe pas; au contraire, ils sont toujours plus ou moins rapprochés de la racine des vaisseaux sanguins; là ils sont rassemblés en grand nombre, et en pénétrant dans les tissus, on cesse tout à coup de les voir; c'est qu'enfin ces petits centres seraient aussi mal placés dans le milieu des viscères, que les ganglions du grand sympathique dans le centre des organes.

M. Broussais dit : «En supposant que ces ganglions n'existent pas dans l'état normal, la maladie les développera; car les ganglions lymphatiques ne sont autre chose que des vaisseaux du même genre agglomérés : eh bien ! l'irritation peut produire cette agglomération....... » D'abord, ceci est une simple assertion, et l'on sait qu'il y a loin des assertions aux preuves; ensuite il est facile de voir que M. Broussais se trompe ici; en se rappelant les plus simples notions anatomiques, il se serait sans doute gardé d'avancer une semblable proposition: Il est évident, en effet, que les glandes conglobées renferment autre chose que de simples vaisseaux entrecroisés; en outre, il esr clair que pour produire cette combinaison de filets plus ou moins éloignés, il faudrait supposer que ce système est isolé dans le milieu des organes, autrement les autres tissus seraient nécessairement compris dans le mélange; enfin cela suppose encore démontrée la présence des filets vasculaires blancs dans les organes où les plus minutieuses recherches n'en ont pas fait voir; et tant que M. Broussais n'aura que des masses blanches ou jaunes pour preuves de l'existence de cet élément, tant qu'il n'aura pas fait voir quelques-uns de ces vaisseaux avec leurs caractères naturels, les médecins auront droit de rejeter ses assertions. Bien plus, en regardant comme certain tout ce qu'il prétend à cet égard, l'application ne pourrait s'en faire au cas en question. Il serait fort singulier, en effet, que dans un sujet quelconque, et surtout dans un sujet bien constitué, on trouvât des milliers d'organes énormément développés et devenus le siége de la plus effrayante transformation, précisément dans les parties qui n'en offrent pas naturellement, tandis que tous ceux du même ordre que l'anatomie a fait connaître étaient sains. Comment! des lymphatiques dans la dure mère et la glande thyroïde, ont pu acquérir le volume du pouce et la densité de fibro-cartilage, sans qu'il y ait un seul ganglion cervical affecté! Ceux du pli du coude, ceux qui suivent les vaisseaux brachiaux, ceux de l'aisselle, ceux des bronches, etc., ont tous été trouvés dans l'état sain, et l'on oserait soutenir que les innombrables cancers encéphaloïdes qui remplissaient le poumon n'étaient que des lymphatiques grossis par l'irritation! Qui croira que les énormes masses du foie tenaient à une lésion des vaisseaux blancs, quand on remarquera que tous les ganglions qui environnaient cet organe étaient aussi sains qu'on puisse l'imaginer? Comment peut-on faire jouer un rôle producteur, dans une lésion aussi profonde, au système le moins affecté? Autour du rein, de l'estomac, du pancréas et de tous les organes où il y a des cancers, les corps ou les vaisseaux lymphatiques devraient au moins être gonflés, engorgés; enfin, quelques-uns devraient être altérés d'une manière quelconque. Cependant, tous ceux qu'on voit dans l'abdomen ne sont pas plus gonflés ni plus malades dans un point que dans l'autre; il est douteux, même, que les pétrifications du mésentère aient eu quelques rapports avec ces organes. Où donc est la preuve qu'une irritation lymphatique ait jamais existé dans les muscles de la cuisse droite? Comment donc cette irritation aurait-elle été assez vive pour aller déterminer le développement de vaisseaux et de glandes que personne n'a jamais vus, tandis qu'elle n'a pas changé l'état de ceux que tout le monde connaît et qui sont naturels à la partie? Si un millier de ganglions lymphatiques étaient gonflés, affectés, désorganisés d'une manière quelconque, on verrait des vaisseaux afférens ou efférens en partir ou s'y rendre; les caractères de l'organisation normale se remarqueraient dans quelques portions d'un certain nombre d'entre eux. En passant d'un volume inappréciable à la grosseur d'un œuf, un corps organisé naturel doit, à quelque moment de son développement, pouvoir être reconnu pour tel; or, a-t-on rien vu de semblable dans le cas qui nous occupe?

Mais c'en est déjà trop pour faire voir qu'aucune des nuances d'irritation admises par M. Broussais ne peut rendre compte de la production des cancers qui lui ont été présentés par nous, et que, si quelques-unes des raisons sur lesquelles il s'appuie , ne sont pas tout-à-fait dépourvues de fondement, on ne pourra disconvenir, au moins, qu'elles se réduisent toutes à de pures suppositions.

Disons un mot de l'analogie sur laquelle M. Broussais semble beaucoup compter.

M. Broussais a beaucoup insisté pour que l'explication de ces faits extrêmes ne fût pas cherchée en eux-mêmes, mais bien dans ceux qui s'en rapprochent plus ou moins. « D'ailleurs, dit-il, si on ne rattache pas ce cas à une idée générale, c'est un fait perdu pour la science. » D'abord, quand ce fait ne se lierait pas à l'inflammation , nous ne voyons pas pour quelle raison la science n'en pourrait pas faire

son profit ; il serait permis de parler ainsi, peut-
être, s'il n'existait pas d'autres cas de cancers
développés sans traces d'inflammation ; mais
ces cas ne sont rien moins que rares, et M. Broussais lui-même paraît être bien convaincu de
leur fréquence ; car, pendant qu'il nous per-
mettait quelques objections, il nous dit, avec
l'air de vouloir faire tourner cette particularité
en faveur de sa manière de voir, que des observations analogues n'étaient pas très-communes
chez lui, par la raison qu'il lui venait peu de
sujets lymphatiques ; mais que, dans les hôpi-
taux civils, cela se rencontrait souvent. Or, si
ces cas sont très-fréquens, ils ne sont donc plus
des extrêmes, des faits isolés : il est donc permis d'y faire attention. M. Broussais prétend
que, pour juger une doctrine, il ne faut pas
partir des points les plus éloignés des principes, mais bien de ces principes mêmes, pour
en suivre les embranchemens. Premièrement,
nous n'avions pas la téméraire pensée de vouloir décider de sa théorie par un fait ; nous ne
sommes pas de ceux, d'ailleurs, qui révoquent
en doute les services qu'il a rendus à la médecine. Ensuite, nous pensions qu'il était important de juger sur les pièces mêmes qu'il a exami-
nées, quelle part en revenait à l'inflammation ;
car si les cancers n'étaient pas là le résultat de

ce phénomène morbide , comme il ne serait pas difficile de trouver cent, deux cents, mille faits à peu près analogues, il en résulterait que l'irritation ne pourrait pas y être admise comme cause.

D'un autre côté , nous ne sommes pas de l'avis de M. Broussais sur le premier point , et nous croyons que la meilleure méthode pour apprécier justement une manière de voir , est précisément celle qui consiste à partir des faits les plus éloignés en apparence , et à marcher ainsi jusqu'aux principes : c'est la méthode analytique ; c'est une épreuve à laquelle une doctrine résiste rarement ; aussi ne doit-on pas manquer de l'y soumettre. Hé bien, ici, comme M. Broussais, je me servirai de l'analogie, et il me semble qu'elle tourne contre sa manière d'expliquer. En effet , dans un fait, je ne trouve pas du tout de traces inflammatoires, je conclus qu'il n'y avait pas d'inflammation ; dans un autre , je trouve une phlegmasie légère et peu ancienne autour d'un cancer énorme, je conclus que le corps accidentel commençait à faire naître l'inflammation, qui est alors effet et non pas cause. Dans un troisième , je rencontre les élémens organiques naturels fortement altérés , mais j'avais acquis la certitude que les cancers existaient bien long-temps avant la manifestation des symptômes qu'avaient fait naître les lésions du tissu propre de l'organe ; je conclus encore que ces lésions sont déterminées par les squirrhes ou les encéphaloïdes. Enfin , j'en rencontre un quatrième, où il est impossible de savoir , soit par les accidens , soit par l'examen du cadavre , lequel de l'inflammation ou du cancer a été cause ou effet. Dans ce dernier cas, l'analogie me permet de dire : le cancer peut naître sans inflammation ; il peut la produire à la longue ; il peut la déterminer dès le principe ; enfin, il peut se former indépendamment d'elle ou en même temps qu'elle ; alors, il y aura coïncidence , et , d'une part, le cancer aggravera l'inflammation, tandis que, de l'autre , l'inflammation hâtera la marche du cancer. Il est incontestable qu'ici l'analogie est rigoureusement applicable.

Maintenant prenons-la en sens inverse , c'est-à-dire à la manière de M. Broussais , et nous verrons qu'elle ne prouve rien. « Un individu, dit-il , est successivement affecté de plusieurs catarrhes et de pneumonie chronique ; il meurt, et ses poumons sont hépatisés et remplis de tubercules : il est évident ici que l'inflammation est la cause de la phthisie. Hé bien , dans un autre sujet, je trouve des tubercules , mais je ne vois pas d'inflammation ; néanmoins je rencontre le même produit : j'en conclus qu'il vient de la même cause. D'un autre côté, un malade succombe à une violente inflammation d'une muqueuse, et les ganglions voisins sont gonflés; quelques-uns sont suppurés, d'autres sont gris, etc. Il est évident que l'état des ganglions dépend, dans ce cas, de l'affection de la membrane muqueuse à laquelle ils correspondent. Chez un autre malade, les mêmes ganglions sont encore suppurés, mais le pus n'est plus fluide, il est concrété; le petit corps n'est plus rouge, il est induré, et la membrane muqueuse est saine. Alors, je dis que l'inflammation de cette membrane s'est dissipée et que son effet sur les lymphatiques reste; que cet effet, dans le deuxième cas, dépend de la même cause que dans le premier. Ensuite, ces ganglions dégénérés ont la plus grande analogie avec les tubercules, les encéphaloïdes, etc.; par conséquent, si les premiers dépendent d'une phlegmasie, je pourrai bien conclure que les seconds en dépendent aussi. Enfin, une femme se heurte le sein; il y survient une inflammation, puis un cancer; l'irritation est évidemment ici la cause du mal. Dans un autre cas, cette cause ne se reconnaît pas aussi clairement, mais le produit se rencontre; pourquoi lui chercher une autre origine?

D'abord de ce qu'un tuberculeux périt avec un poumon hépatisé, après avoir eu plusieurs irritations pulmonaires, il ne suit pas rigoureusement que les tubercules soient le produit de l'inflammation, car ils peuvent préexister à sa naissance; on concevra qu'ils n'avaient pas la puissance d'empêcher le développement de la phlegmasie, que bien au contraire ils devaient le favoriser, l'exciter, ce développement; enfin, il est bien clair qu'un poumon contenant des tubercules, de quelque manière qu'ils s'y soient formés, ne doit pas plus être à l'abri de toute espèce de maladie que celui qui est sain. Il semble donc que le principe dont on s'autorise est faux, et par cette raison seule l'analogie qu'on en voudrait tirer devient insignifiante.

D'autre part, il faudrait prouver que l'altération des lymphatiques à la suite des phlegmasies muqueuses ne diffère que par la forme des tubercules, des cancers, etc. : or, pour prouver cette identité de nature, il faut que M. Broussais parvienne à produire, au moyen d'irritations artificielles, graduées à volonté, tantôt des tubercules, tantôt des encéphaloïdes, et tantôt des squirrhes. Il est vrai qu'il affirme posséder ce secret..... Contre les faits il n'y a rien à dire; il faut attendre..... Mais si, comme

on nous l'a dit, cela se réduisait à la possibilité
de déterminer la formation de petits foyers purulens, dont la matière se concrète et devient
dure, comme caséeuse, on sent d'avance qu'il
serait ridicule d'en tirer aucune conséquence ;
ensuite, si jamais on réussissait à faire développer un véritable cancer, il serait encore permis
de soupçonner, avec quelqu'apparence de raison, que le germe de cette production préexis-
tait aux expériences. En tout cas, M. Broussais
ne doit pas manquer de laisser examiner ces
résultats par les médecins qui repoussent ses
principes, comme par ceux qui les adoptent ;
sans quoi, on pourrait bien lui reprocher d'ap-
peler matière cérébriforme ce qui n'est réellement que du pus ; et cela d'autant plus raisonnablement, qu'il paraît faire peu de cas des
caractères tranchés, sous tous les rapports, qui
distinguent ces divers genres de productions.

En troisième lieu, de ce qu'un squirrhe se
rencontre dans un tissu après une inflammation lente ou aiguë, il ne s'ensuit pas du tout
qu'il soit ici l'effet de ces phénomènes; il pouvait y être avant l'existence de la phlegmasie,
et s'être développé sous son influence, ou bien
en même temps qu'elle. Il est sûr, en effet,
qu'un petit squirrhe, ou un petit encéphaloïde, peut rester long-temps dans nos organes,

même sous la peau, sans produire de douleurs, sans déterminer le moindre accident. Alors, qu'un coup soit porté sur un des points qui renferment des corps semblables, ou bien qu'il y survienne une inflammation, par une cause que ce soit, on ne verra le cancer qu'après : aura-t-on raison de conclure que ce cancer est le produit de la phlegmasie? Par exemple, si la femme dont nous parlons, eût fait une chute sur la cuisse droite; si, d'une manière ou d'autre il lui était survenu quelqu'inflammation, quelqu'abcès, quelque tumeur dans le membre, et que, par suite, on eût remarqué aux environs du lieu occupé par cette phlegmasie un des singuliers encéphaloïdes qui étaient cachés dans les muscles, aurait-il été juste de dire qu'il devait son origine à la désorganisation au milieu de laquelle ou l'eût trouvé? Nous pouvons donc conclure qu'une masse squirrheuse peut naître en même temps qu'une inflammation; qu'un cancer peut naître aussi, quand cette inflammation est déjà développée, quand elle est presque terminée; mais que rien ne prouve la corrélation nécessaire de ces deux affections; bien plus, qu'une foule de raisons se réunissent pour démontrer que la phlegmasie, dans ce cas, est plus souvent un effet de la production accidentelle, qu'une simple coïncidence; d'où il suit que l'analogie ne prouve point du tout, dans cette circonstance, en faveur de l'explication adoptée par M. Broussais.

Nous croyons, en outre, avoir prouvé dans cette discussion, sans doute beaucoup trop longue, que les questions que nous nous sommes permis de lui adresser, sont loin d'être éclairées par les raisons qu'il a données à ce sujet, et que la plupart de ses argumens ne reposent que sur des suppositions, ou au moins sur des faits contestables.

Mais, nous dit-on, quelle explication donnerez-vous de ces faits, si la nôtre ne vous paraît pas exacte? D'abord, en niant la justesse d'une hypothèse, je ne me crois pas obligé d'en donner une autre ; ensuite nous avons confessé devant M. Broussais, et nous confessons encore ici notre ignorance sur la cause du cancer; nous lui avons dit que nous la cherchions, cette cause, et que nous la cherchions dans ses ouvrages comme dans ceux des autres médecins, mais que nous ne la trouvions nulle part. Tout en avouant notre ignorance sur ce point, nous croyons cependant avoir examiné attentivement ce qui a été dit à cet égard ; la différence seulement qui existe entre nous et ceux qui prétendent connaître parfaitement cette cause, c'est que nous aimons mieux convenir du fait, que de nous payer d'un mot qui paralyse l'esprit, en empêchant de nouveaux efforts pour arriver à la vérité.

Au reste, nous avons encore, dans ce fait, une question grave à discuter, c'est celle de l'altération des fluides; mais nous le ferons dans un autre lieu : seulement nous pouvons dire par anticipation que la production du cancer pourrait y trouver, à la rigueur, une explication plus rationnelle, peut-être, que celle admise par M. Broussais.

(Toutes ces pièces sont conservées dans le Muséum de la Faculté. En outre, nous en avons fait prendre des peintures aussi exactes que possible, par M. Joly, étudiant en médecine.)

FAUTES A CORRIGER.

Pag. 7, lig. 13, la tumeur fut enlevée, *lisez* : le mal fut enlevé.
12, 3, ses souffrances, *lisez* : les souffrances.
Id., 7, dans les membres, *lisez* : dans le membre.
57, 1, cylindroïques, *lisez* : cylindroïdes.
54, Dutillet, *lisez* : Dutillot.
60, 3, si je me trompe, *lisez* : si je ne me trompe.

GUEFFIER , Imprimeur de l'Athénée de Médecine de Paris, rue Guénégaud, n° 31.

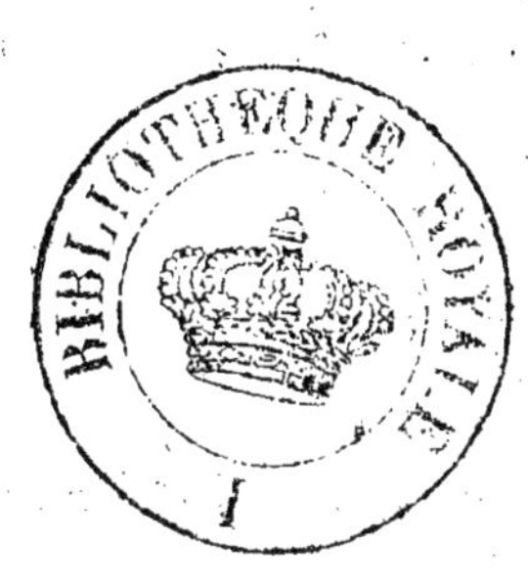

www.ingramcontent.com/pod-product-compliance
Ingram Content Group UK Ltd.
Pitfield, Milton Keynes, MK11 3LW, UK
UKHW020915120726
13693UKWH00003B/1022